Ketogene Ernährung |
Tabata |
Basische Ernährung |
Stoffwechsel beschleunigen |
Intermittierendes Fasten:

GESUND UND LEICHT DURCH DEN ALLTAG

(5 IN 1 BUCH)

Dieses Bündel beinhaltet die folgenden Bücher:

Ketogene Ernährung

UND

Tabata

UND

Basische Ernährung

UND

Stoffwechsel beschleunigen

UND

Intermittierendes Fasten

Inhaltsverzeichnis

KETOGENE ERNÄHRUNG

Einleitung

Gibt man im Internet den Begriff `Ketogene Ernährung´ ein, landet man unweigerlich auch bei Wikipedia und dort bei Low-Carb. Zusammengefasst heißt es dort, der Begriff Low-Carb bezeichne diverse Formen der kohlenhydratarmen Ernährung als Therapie oder Unterstützung bei verschiedenen Krankheiten sowie als Mittel der Gewichtsreduktion[1].

Aufgeführt unter den Low-Carb-Diäten werden u.a. die Ketogene (Keto-) Diät, die Atkins-Diät, die Dukan-Diät, die LCHF-Diät und etliche andere mehr. All diesen gemeinsam ist, ein mehr oder weniger weitgehender Verzicht auf Kohlenhydrate, wogegen Eiweiß und Fett als Bestandteil der jeweils speziellen Diätform unterschiedlich gewertet werden.

Jede dieser Ernährungsweisen wird gerne in recht verallgemeinernder Art und Weise von vielen, sogar namhaften, Ernährungsexperten als zu einseitig oder als Fehlernährung verurteilt. Nachweisbar sind jedoch auch viele positive Erfahrungen und Erfolge.

Insbesondere die ketogene Diät als fettreiche, kohlenhydratarme und eiweißlimitierte Ernährungsart ragt als sehr erfolgreich sowohl bei der Behandlung von Krankheiten, z.B. bei Epilepsie[2], als auch bei der Gewichtsreduktion heraus.

Kapitel 1: Ketogene Ernährung

Die Besonderheiten der Keto-Diät bestehen in ihrem sehr reduzierten Anteil an Kohlenhydraten bis hin zum No-Carb, einer eingeschränkten Eiweiß-Zufuhr und einem sehr hohen Fettanteil. Erreicht werden soll, auf der Grundlage einer extrem intensiven LCHF-Diät (Low Carb High Fat), die Ketose, ein natürlicher Stoffwechsel-Zustand höchstmöglicher Fettverbrennung.

Ursprünglich 1921 zur Behandlung von Epilepsie bei Kindern erfolgreich durch Dr. Rawle Geyelin[3] angewandt, hat die Keto-Diät mittlerweile einen noch viel weiteren Wirkungskreis gefunden. Durch Ketogene Ernährung werden umfassende positive Veränderungen erzielt, die sich auf den ganzen Körper auswirken. Dazu gibt es im Internet und in vielen Printmedien mannigfaltige Erfahrungsberichte. Speziell sticht hier die Charlie Foundation (www.charliefoundation.org) hervor.

In jedem Fall nicht nur für Einsteiger empfehlenswert zum Lesen sind ferner Seiten wie www.dietdoctor.com (Dr. Andreas Eenfeldt), www.low-carb-high-fat-de, www.keto-rezepte.de und etliche andere.

Was ist Ketose?

Dieses Buch soll und kann weder medizinisches oder chemisches Grundwissen vermitteln noch in die Tiefe gehende spezielle Fachkenntnisse. Es richtet sich an Menschen, die mit Hilfe einer ketogenen Diät und empfohlenerweise mit ärztlicher Unterstützung ihr Körpergewicht reduzieren wollen. Daher kurz und knapp:

Ketose ist „ein Stoffwechselzustand, bei dem die Konzentration der Ketonkörper im Blut über den Normalwert erhöht ist".[4]

Unter Ketonkörper versteht man drei Verbindungen, die vor allem in katabolen Stoffwechsellagen in der Leber gebildet werden, zu einer Ketose führen können und im katabolischen Zustand die Energiegewinnung stark unterstützen. Es handelt sich um die Ketone oder Ketonkörper Aceton, Acetessigsäure und Beta-Hydroxybutansäure.[1]

„Ursache einer Ketose ist entweder ein länger andauernder Hungerzustand, etwa beim Fasten, oder eine länger anhaltend niedrige Zufuhr von Kohlenhydraten von weniger als 50 Gramm pro Tag beim Erwachsenen."[5]

Ketose bewirkt, dass der Kalorienbedarf über den Stoffwechsel hauptsächlich aus zugeführtem bzw. im Körper vorhandenen Fett bezogen wird. Der Fettstoffwechsel wird auch als Lipidstoffwechsel bezeichnet. Fette dienen u.a. der Versorgung von Zellen sowie der Muskulatur und einigen Organen, werden aber hauptsächlich gespeichert.

Da der menschliche Organismus Glukose nicht nur aus Zucker und Stärke, mithin Kohlenhydraten, herstellt, sondern auch aus Eiweiß, also Proteinen, ist dafür Sorge zu tragen, dass nicht zu viele Proteinquellen an der täglichen Kalorienzufuhr beteiligt sind. Auf diese Weise gelingt es dem Körper, seine Zellen vor allem mittels der Ketone zu versorgen.

Ketogene Ernährung bedeutet also den Rückgriff auf gespeichertes Fett unter zeitgleicher Reduzierung einer Zufuhr von Zucker und Proteinen.

Was bewirkt Ketose?

Im Zusammenhang mit primären und sekundären Störungen des Fettstoffwechsels können etliche Krankheiten auftreten, z.B. kardiovaskuläre Erkrankungen und Diabetes. Verfechter der ketogenen Ernährung behaupten, Ketose könne helfen, die Entstehung bzw. die Auswirkungen dieser Krankheiten zu unterbinden respektive zu lindern.

Speziell bei der Behandlung einer Diabetes Typ 2 Erkrankung wurden vorteilhafte Erfahrungen gemacht, die u.a. mit der geringeren Zuckerzufuhr zusammenhängen können. Vor allem schien sich die systemische Insulinsensitivität zu verbessern.[6] Während der Durchführung einer Keto-Diät hält sich der Insulin-Spiegel im Blut auf durchgehend niedrigem Niveau, so dass sowohl mit der Nahrung zugeführtes wie auch im Körper bereits gespeichertes Fett vom Organismus leicht verwertet werden kann.

Diese Fettverwertbarkeit macht die ketogene Ernährung so hilfreich bei der Gewichtsabnahme und damit interessant für jeden Abnehmwilligen. Der eigene Körper ist nicht mehr nur eine 'Über-Masse', die es zu reduzieren gilt, sondern wird mittels der Ketose zum besten Freund und Diäthelfer!

In Ketose befindet man sich, wenn die Keton-Konzentration im Blutplasma 2-5 mmol/L erreicht. An dieser Stelle sei noch einmal auf Dr. Andreas Eenfeldt verwiesen, der mit weiteren Experten Werte oberhalb von 3 mmol/L problematisiert.[7]

Je mehr Körpergewicht und Fett im Zuge der ketogenen Ernährung abgebaut werden, umso mehr erhöht sich zugleich die eigene Leistungsfähigkeit sowohl in körperlicher als auch in mentaler Hinsicht. Bemerkenswert daran ist insbesondere, dass die Umstellung auf die sowie die Durchführung der Keto-Diät weitestgehend ohne Hungergefühle erfolgen.

Wie erreicht man Ketose?

In Ketose befindet man sich, wenn der Körper in der Leber Ketone (Brennstoffmoleküle) aus Fett erzeugt. Diesen Zustand erreicht man, indem man sehr wenig Kohlenhydrate sowie nur eine eingeschränkte Menge Proteine zu sich nimmt, so dass eine Umwandlung von Zucker in Glukose nicht stattfinden kann.

`Bei ketogener Kost kommt es im Körper zum Austausch des Brennstoffs, bis fast ausschließlich Fett zur Verbrennung herangezogen wird. Das Insulinniveau sinkt deutlich ab und die Fettverbrennung steigt dramatisch an´, so Robert Schönauer in seinem Artikel `Ketogene Ernährung für Anfänger´.[8]

Mittels spezieller, auch online verfügbarer, Keto-Kalkulatoren kann der persönliche Bedarf an Kalorien unter Einbezug der körperlichen Aktivitäten grundsätzlich relativ einfach berechnet werden, z.B. auf www.lowcarb-community.de. Zusätzliches Tracking und Informieren ist aber zur Befriedigung sehr persönlicher Gelüste sicherlich unerlässlich.

Ob man tatsächlich seinen Ketose-Zustand erreicht hat, lässt sich durch Tests überprüfen. Ketonkörper lassen sich im Urin, in der Atemluft und im Blut nachweisen. Die präzisesten Ergebnisse liefert die Messung von Ketonkörpern im Blut. Für Anfänger geeigneter und darüber hinaus am kostengünstigsten sind erfahrungsgemäß Urinstreifen/ Ketosticks.

Insbesondere wichtig ist, dass man nicht einfach von heute auf morgen versuchen sollte, seine Ernährung auf eine Keto-Diät umzustellen, ohne sich genauestens zu informieren. Die Veränderungen, die der Körper bei und nach der Umstellung durchläuft, sind gravierend. Der Erfolg ketogener Ernährung hängt von vielen Faktoren ab, wobei in jedem Fall vorhandene Krankheiten, eine entsprechende Medikation und der körperliche Fitnesslevel wichtige Kriterien sind.

Kapitel 2: Keto-Diät im Alltag

Ketogene Ernährung für jeden?

Es ist richtig, dass die Menschheit sich in ihrer Entwicklung als Allesesser bewiesen hat. Menschen sind aber nun mal Individuen. Der eine mag kein Fleisch essen, der andere läuft weg, wenn er warme Milch nur riecht! Immer häufiger treten Allergien und Unverträglichkeiten auf.

Wiederholt wurde bereits in allen Medien auf den heilsamen Einfluss der ketogenen Ernährung hingewiesen. Ebenso häufig heben Gegner der Keto-Diät die Risiken und Nebenwirkungen hervor.

Die Behandlung von Krankheiten wie Epilepsie, Diabetes Typ I und II, Alzheimer (Diabetes Typ III), Demenz, Multiple Sklerose, Herz-Kreislauf-Erkrankungen, Krebs bzw. Tumoren steht im Fokus. Ebenso betroffen sind Menschen mit hohen Cholesterin-Werten, Fettleber oder Adipositas.

Vor allem Menschen, die sich wegen akuter Krankheiten oder als Rekonvaleszenten in ärztlicher Behandlung befinden, müssen dringend auf ihre Ernährung achten. Die medikamentöse Einstellung von Patienten basiert auf dem jeweiligen individuellen Zustand und Krankheitsbild. Mit einem plakativen `leb doch ketogen, dann geht es dir bestimmt besser´ ist es hier nicht getan.

Im Gegenteil – betroffene Personen sollten AUF KEINEN FALL einfach auf die ketogene Ernährung umstellen, ohne zuvor Rücksprache mit ihrem Arzt gehalten zu haben!

Auch für grundsätzlich gesunde Menschen ist logischerweise ein Gespräch mit einem Arzt empfehlenswert. Wie will man ohne Laborbefunde eine faktische Veränderung der Körperwerte feststellen? Nur gucken – nicht anfassen? Nein!

Nebenwirkungen

Vor allem zu Beginn der Umstellung auf ketogene Ernährung ist erhöhter Harndrang zu verzeichnen, wobei erhebliche Mengen an Elektrolyten ausgeschwemmt werden. Zu den möglichen Nebenwirkungen zählen Unterzuckerung, Kopfschmerzen, Schwindel, Übelkeit, Verstopfung/ Durchfall, Müdigkeit, Herzrasen und allgemeine Leistungsschwächen. Ein Begriff in diesem Zusammenhang lautet `Keto-Grippe´.

Die Keto-Grippe tritt ein, weil der Körper auf die eklatante Umstellung von Zuckerverwertung auf Fettverwertung reagiert. Die meisten der aufgeführten Nebenwirkungen lassen sich recht einfach durch gesteigerte Zufuhr von Wasser sowie Salz in den Griff bekommen und lassen erfahrungsgemäß nach einigen Tagen nach.

Ein weiterer unerwünschter Nebeneffekt kann in Krämpfen, z.B. nächtlichen Wadenkrämpfen, bestehen. Diese sind ein eineindeutiger Mangel-Nachweis, speziell in Hinsicht auf Magnesium. Hier kann durch Einnahme entsprechender Präparate leicht Vorsorge getroffen werden. Zu den empfohlenen Nahrungsergänzungsmitteln, und vor allem Sportlern bekannt, zählen u.a. Omega 3, Magnesium, Calcium, Kalium und L-Carnitin.

Generell ist es für jeden ratsam, die Umstellung auf ketogene Ernährung mit einem Arzt zu besprechen. Nur anhand seiner Untersuchungen bzw. der entsprechenden Laborbefunde kann eine optimierte Auswahl und Menge an Nahrungsergänzungsmitteln für Ihren speziellen Bedarf bestimmt werden. Das wird die Nebenwirkungen stark einschränken, die schnelle Umstellung auf ketogene Ernährung sowie das Erreichen der Ketose definitiv begünstigen und Ihnen helfen, von Anfang an die größtmöglichen Erfolge zu erzielen.

Wichtigster Rat zum Schluss: Trinken Sie mindestens 3 Liter täglich, vorzugsweise Wasser oder Kräutertee.

Ketogene Ernährung in der `freien Wildbahn´

Jeder kennt es: Kaum erwähnt man eine Diät hagelt es auch schon von allen Seiten gute Ratschläge, niederschmetternde Erfahrungsberichte, Hänseleien und ein weiteres Stück Kuchen. Mahlzeit!

Wie also soll man sich bei Onkel Kurts Geburtstagskaffee, einer Grillparty der besten Freunde, im Restaurant oder unter Kollegen in der Kantine Keto-gerecht verhalten? Wie verhindert man es, den Gastgebern auf die Füße zu treten oder die Durchführung der Keto-Diät zu erschweren?

Zunächst ist es in den meisten Restaurants absolut in Ordnung, die Bestandteile eines Gerichts zu hinterfragen. Im Groben stehe die schließlich ohnehin schon auf dem Menu. Behandelt man den Kellner des Weiteren als den Experten, gleich nach dem Koch, wird er in der Regel gerne auch spezielle Wünsche nachvollziehen. Insbesondere ist der Verzicht auf kohlenhydratreiche Beilagen wie Pommes und Reis keine Seltenheit mehr.

Und was spricht dagegen, sich auf den Besuch im Restaurant vorzubereiten? Viele Lokale haben mittlerweile eine eigene Homepage oder sind in dem einen oder andere sozialen Netzwerk vertreten. Da ist es doch ein Leichtes, sich vorab über die Speisekarte zu informieren oder eventuell sogar schon vor Betreten des Lokals einen Kontakt herzustellen.

Startet man nicht gerade am Höhepunkt der Essensausgabe eine ernährungsphysiologische Diskussion, ist auch Kantinenpersonal durchaus für bestimmte Wünsche zugänglich. Fragen Sie frühzeitig nach oder sprechen Sie zu einem ruhigeren Zeitpunkt mit der zuständigen Person. Auch ist es möglich, sich Salat vom Buffet zu nehmen, ohne ihn umgehend mit der bereitgestellten Marinade zu ertränken. Wer sollte Sie außerdem daran hindern, sich Ihre eigene mitzubringen?

Im Gegensatz zu diesen fremden Ansprechpartnern, kann es sich ungleich schwieriger gestalten, im Familien- und Freundeskreis seinen Keto-Kopf durchzusetzen. Hier spielen viel mehr Faktoren eine Rolle. Tante Britta hält sich vielleicht für eine begnadete Köchin. Schwester

Susanne ist völlig überarbeitet und genervt. Freundin Katja muss dem Grill-Ego ihres Ehemanns gerecht werden.

Nun, halten Sie es doch wie die ollen Römer: Quid pro quo. Zum Familienfest oder für die Grillparty könnte man beispielsweise der Gastgeberin anbieten, Keto-Salate mitzubringen statt der üblichen Flasche Wein. Das verringert deren Arbeitsaufwand und unterstützt Ihre ketogene Ernährung. Stellen Sie nur auf jeden Fall sicher, dass Ihr Mitbringsel wirklich erstklassig ist und schmeckt.

Appellieren Sie an Tante Brittas Ego. Bitten Sie sie schon im Vorfeld um kochtechnischen Rat bei der Zubereitung bestimmter ketogener Rezepte und lassen Sie sie bei der Feier etwas á la Keto zubereiten. So kann sie den Ruhm ernten und Sie können in Ruhe ihr bzw. Ihr Essen genießen.

Keto-Diät und Sport

Dass Sport oder doch wenigstens ein Mindestmaß an regelmäßiger Bewegung für die Gesundheit förderlich ist, ist weithin bekannt. Für einen gesunden Otto-Normalverbraucher mag das auch ausreichend sein.

Athleten und Extremsportler haben andere, viel weitergehende Bedürfnisse. Eines ihrer Probleme zu deren Befriedigung ist die begrenzte Kohlenhydrat-Speicherkapazität des Körpers. Um auch über Stunden, beispielsweise bei Wettkämpfen, in Topform zu sein, muss normalerweise Glukose nachgefüttert werden.

In ihren Untersuchungen zu diesem Thema haben unter anderen zwei Sportmediziner, Dr. Steven Phinney und Dr. Jeff Volek, die Vorteile einer kohlenhydratarmen Ernährung für Sportler festgestellt.[9] Sehr informativ sind auch das Ketose Portal[10] sowie, mit Hinweisen auf Risiken, die Seite www.ketogen-und-fit.de.

Kapitel 3: Ketogene Lebensmittel

Die Hauptbestandteile der Keto-Diät sind Fette, Öle, Proteine, Nüsse, Kerne, Gemüse sowie Milcherzeugnisse und alle haben per se bereits ihre Besonderheiten. Fertiggerichte, Zucker und Light-Produkte sollten definitiv von der Speisekarte gestrichen werden!

Bei immer wieder die Presse überflutenden Meldungen in Bezug auf Gammelfleisch und Co. ist es eigentlich überflüssig zu erwähnen, aber dennoch: Qualität vor Preis und Menge!

Einen Überblick über Keto-Lebensmittel erhält man z.B. auf der Seite www.strong-magazine.com. Allerdings ist er nicht ganz deckungsgleich mit dem, den www.keto-rezepte.de zur Verfügung stellt. Grundsätzlich sollen 60% der täglichen Kalorienzufuhr aus Fett, 35% aus Proteinen und 5% aus Kohlenhydraten stammen und bevorzugt folgende Lebensmittel umfassen:

Fette und Öle

Speisefette und -öle enthalten essenzielle Fettsäuren sowie vor allem Triglyzeride und sind der energiereichste Bestandteil unserer Ernährung. Das Schweizer `Zentrum der Gesundheit´ stellt auf seiner Internetseite[11] eine sehr gute Übersicht zu Fetten und Ölen zur Verfügung. Dargestellt werden vor allem auch Wirkungen gesättigter und ungesättigter bzw. Omega 3 und Omega 6 Fettsäuren.

Aufgrund ihrer speziellen Zusammensetzungen, auf die hier nicht näher eingegangen wird, sind sie für unsere Ernährung unerlässlich, vgl. auch www.ernaehrungs-umschau.de. Hier nur einige Fette/ Öle in alphabetischer Reihenfolge:

- Butter (keine Margarine!)

- Distelöl

- Erdnussöl

- Fischöl

- Kokosöl

- Leinsamenöl

- Olivenöl

- Palmöl

- Rapsöl

- Schmalz (Vorsicht bei Zusätzen wie Äpfeln, Zwiebeln bzw. Grieben)

- Sojaöl

- Sonnenblumenöl

Für die ketogene Ernährung ist insbesondere eine ausgeglichene Verwendung dieser Fette wichtig. Ein Gleichgewicht aus Omega 3 und Omega 6 Fettsäuren ist z.B. durch einen hohen Anteil an fetten Fischsorten, wie Lachs und Thunfisch, oder die Nutzung von Fischöl erreichbar[12].

Bevorzugt verwendet werden sollten gesättigte und einfach ungesättigte Fettsäuren. Diese sind u.a. enthalten in Eiern, Butter, Avocados und Kokosöl.

Proteine – Fleisch, Fisch, Meeresfrüchte und Eier

Heißgeliebtes Statussymbol oder verpönt aufgrund Massentierhaltung - Fleisch und auch Fisch haben seit jeher die Gemüter bewegt. In Urzeiten waren sie die Proteinquellen schlechthin und werden vor allem mit der Paleo-Diät heute wieder so natürlich wie möglich genossen.

Die Atkins-Diät erlaubt sogar so viel Fleisch und Eier, wie das Herz oder der Magen es begehren, wird dafür aber seit langem trotz durchaus beachtlicher Erfolge beim Abnehmen als gefährlich eingestuft. Als zu hoch haben sich mögliche Nebenwirkungen wie die Erhöhung der Blutfettwerte, eine ungesunde Belastung der Nieren und das Gichtrisiko aufgrund der hohen Menge an Ketonkörpern erwiesen.

Wie geht nun die Keto-Diät mit tierischen Proteinen um? Hier geht es doch auch um Ketonkörper, deren Entstehung sogar bewusst gefördert wird? Im Unterschied zu Atkins und Co. besteht das Ziel im Erreichen der Ketose, wobei ein zu hoher Konsum tierischer Proteine als eher hinderlich angesehen wird. Es dürfen also nicht auf Teufel komm raus tierische Proteinquellen in allen Varianten und Mengen verputzt werden.

Zwar sind Speck und Burger erlaubt, aber vorrangig geht es um den Genuss von qualitativ hochwertigem Fleisch und Fisch etc. in moderatem Umfang. Biofleisch, Wild und Fisch aus nachhaltiger Zucht sind zu bevorzugen. Der World Wide Fund For Nature liefert unter www.wwf.de/fischratgeber sogar einen Einkaufsführer nebst App mit Darstellungen der wichtigsten Fischarten und ihrer Bestände.

Wichtig beim Verzehr von Meeresfisch ist der darin enthaltene Jodanteil insbesondere im Zusammenhang mit Schilddrüsenerkrankungen. Deutschland gilt als Jodmangel-Gebiet. Wer also unter einer leichten Unterfunktion bzw. Hypothyreose leidet, kann seine Werte durch den häufigeren Genuss von z.B. Seelachs, Kabeljau und Schellfisch sowie Muscheln und Krustentieren grundsätzlich verbessern. Ebenfalls sinnvoll kann das Würzen mit Jodsalz sein. Unerlässlich bleibt aber trotzdem der Gang zum Arzt!

Hier eine kurze Darstellung zu tierischen Proteinquellen[12]:

Proteine: Fleisch und Fisch	Kcal	Fett (g)	Netto KH (g)	Protein (g)
Bacon, 1 Scheibe (~ 8g), gebacken	44	3.5	0	2.9
Schinken, geräuchert, 30g	50	2.6	0	6.4
Wiener, 30g	92	8.5	0.5	3.1
Schweinekotelett, mit Knochen, 30g, gekocht	65	4.1	0	6.7
Schweinerippchen, 30g, geschmort	102	8.3	0	6.2
Rinderhack, 30% Fett, 30g	77	5.1	0	7.1
Rumpsteak, 30g	56	2.7	0	7.6
Lamm, Hack, 30g, gekocht	80	5.6	0	7
Lammkotelett, knochenfrei, 30g, gekocht	67	3.9	0	7.3
Wild, geschmort, 30g	42	1	0	8
Hühnchen, weißes Fleisch, 30g	49	1.3	0	8.8
Hühnchen, dunkles Fleisch, 30g	58	2.8	0	7.8
Truthahnbrust, 30g, geschmort	39	0.6	0	8.4

Shrimps, 30g, gekocht	28	0.1	0	6.8
Thunfisch, 30g, gekocht	52	1.8	0	8.5
Fisch, roh, Flunder, 30g	20	0.6	0	3.5
Fisch, roh, Seezunge, 30g	20	0.6	0	3.5
Fisch, roh, Lachs, 30g	40	1.8	0	5.6
Ei, 50 g	72	4.8	0.4	6.3

Gemüse

In jeder gesunden Ernährung ist Gemüse als grundlegende Basis zu betrachten. Trotzdem gilt es, einige Besonderheiten zu beachten. Speziell für Low-Carb-Diäten, und damit besonders für die Keto-Diät, gilt ein Verzicht auf `schwere´ Kohlehydrate. Das besondere der Keto-Diät ist, dass pro Tag sogar nicht mehr als 50g Kohlenhydrate vorgesehen sind.

Als Beilage oder Hauptgericht sind z.B. Kartoffeln enorm beliebt. Leider sind sie aber auch extrem stärke- bzw. zuckerhaltig. Dasselbe gilt auch für viele oderirdisch wachsende Nahrungspflanzen wie Getreidesorten, Reis und Hülsenfrüchte – allesamt sind in der ketogenen Ernährung deutlich zu vernachlässigen bzw. zu meiden!

Die guten Neuigkeiten sind: für die Keto-Diät eignet sich grundsätzlich fast jedes andere, insbesondere grüne und überirdisch wachsende Gemüse. Hervorragende Low-Carb-Lieferanten sind u.a. Blattsalate, Spinat, Spargel, Pilze, Paprika, Tomaten, grüne Bohnen, Gurken und alle Kohlarten.

Eine Zwischenstellung nehmen dagegen Karotten und Zwiebeln ein. Auch diese Gemüsearten enthalten relativ viele Kohlenhydrate.[12]

Gemüse (30g)	Kcal	Fett (g)	Netto KH (g)	Protein (g)
Feldsalat	4	0.06	0.3	0.4
Romanasalat	5	0.1	0.3	0.4
Sellerie, roh	5	0	0.3	0.7
Gurke, eingelegt	3	0	0.4	0.2
Spinat, roh	7	0.1	0.4	0.8
Blumenkohl, gekocht	7	0.1	0.5	0.5
Avocado	47	4.4	0.6	0.6
Champignons, roh	6	0.2	0.6	0.9
Spargel, gekocht	6	0.1	0.6	0.7
Paprika, grün	6	0	0.8	0.2
Tomate, roh	5	0	0.8	0.3
Gurke, roh	4	0	1	0.2
Broccoli, gekocht	10	0.1	1.1	0.7
Grüne Bohnen, gekocht	10	0.1	1.3	0.5
Zwiebel, grün, roh	9	0	1.3	0.5
Karotten, roh	10	0	1.5	0.01
Zwiebel, weiß, roh	11	0	2.1	0.3
Zuckererbse, gekocht	24	0	2.8	1.5
Kürbis, gebacken	16	0	2.9	0.3
Schalotten, roh	20	0	3.9	0.7

Interessant für urbane Gärtner ist in diesem Zusammenhang die relativ einfache Aufzucht von Kräutern aller Art, Feldsalat, Pflücksalat, Spinat und Co. in Blumenkästen. Auch Naschgemüse, z.B. Cocktail-Tomaten und Paprika, oder sogar kugelige Zucchini und Auberginen sind immer mehr im Kommen und können prima auf dem Balkon in Kübeln gedeihen, sofern für ausreichend Sonne gesorgt ist.

Die größte Gruppe geeigneter Gemüse umfasst alle Kohlsorten. Auch wenn Deutsche in früheren Zeiten gerne etwas abschätzig als `Krauts´ bezeichnet wurden, werden spätestens seit der Kohlsuppen-Diät Kohl und (Sauer-)Kraut für ihren hohen gesundheitlichen Wert, ihre Geschmacksvielfalt und die unglaubliche Variabilität in der Zubereitung sehr geschätzt.

Eine Auswahl der beliebtesten Arten umfasst Blumenkohl, Broccoli, Rotkohl, Romanesco, China- und Spitzkohl, Kohlrabi, Wirsing, Grün- und Rosenkohl, um nur einige zu nennen. Viele, zumindest der älteren unter uns, kennen diese Gemüse von den Sonntagsessen mit der Familie.

Wirsingrouladen, Grünkohl mit Kasseler und Mettwürstchen (Pinkel), mit Käse überbackener Rosenkohlauflauf, Blumenkohl mit Spiegeleiern und Sauce Hollandaise, Kohlrabi als Rahmgemüse zum Kotelett – wem läuft da nicht das Wasser im Munde zusammen?

All diese Gerichte lassen sich u.a. durch Verwendung von Sahne in der Sauce anstelle einer Mehlschwitze und durch simplen Verzicht auf stärkehaltige Beilagen wie Kartoffeln etc. wunderbar in LCHF-Rezepte umwandeln und so nach weiteren Anpassungen entsprechend dem persönlichen Bedarf in die ketogene Ernährung einfügen.

Milcherzeugnisse

Sind in den Supermärkten die Regale auch noch so voll mit Magermilch, Magerquark und Magerjoghurt – für die Keto-Diät sind sie nicht geeignet. Im Gegenteil werden gerade die Vollfettvarianten bevorzugt. Sahne und cremiger Frischkäse sind nicht nur die gehaltvolleren Proteinträger, sondern vor allem wunderbare Geschmacksträger beim Kochen, z.B. eines Gemüseauflaufs.

Statt des fettreduzierten Käseaufschnitts sollte lieber zu Camembert, Brie und Cheddar gegriffen werden. Von vielen Sorten gibt es eine leichtere und eine Vollfettvariante. Probieren Sie einmal beide Sorten im direkten Vergleich. Der Geschmack eines fertigen Magerkräuterquarks wird in keinem Fall an Sahnequark mit frischen Kräutern heranreichen. Greifen Sie also zu Vollmilch, Mascarpone und Blauschimmelkäse und bereiten Sie die köstlichsten Gerichte daraus zu!

Von speziellem Interesse dürften in diesem Kontext die Käseverordnung, zu finden auf https://www.gesetze-im-internet.de/k_sev/KäseV.pdf, und speziell die §§ 5 Fettgehaltsstufen und 6 Käsegruppen sein.

Nüsse und Kerne

Um den angestrebten bis zu 70% hohen Fettanteil bei der täglichen Zufuhr an Kalorien zu erreichen, sind Nüsse und Kerne fast unerlässlich. Allerdings ist Vorsicht bei der Menge geboten, da sowohl Nüsse als auch Kerne echte Kalorienbomben sein können. Darüber hinaus warten sie auch mit einem nicht unwesentlichen Anteil an Kohlenhydraten auf. Exemplarisch als Vergleich hier einige der beliebtesten Sorten in alphabetischer Reihenfolge:[12]

Nüsse und Kerne (30 g)	Kcal	Fett (g)	Netto KH (g)	Protein (g)
Cashews	160	13	7	5
Erdnüsse	157	13	3	7
Haselnüsse	176	17	2	4
Kürbiskerne	159	14	1	8
Macadamia	203	21	2	2
Mandeln	170	15	3	6
Paranüsse	186	19	1	4
Pekanuss	190	20	1	3
Pinienkerne	189	20	3	4
Pistazien	158	13	5	6
Sesam	160	14	4	5
Sonnenblumenkerne	150	11	4	3
Walnüsse	185	18	2	4

Obst

Grundsätzlich enthalten alle Obstsorten sehr viel Fruchtzucker und sollten eher gemieden werden. Beeren allerdings sind, wie u.a. von Karen Wiltner auf www.living-keto.de dargelegt, in Maßen erlaubt. Als Richtwert gilt `eine Hand voll´, z.B. Brombeeren, Heidelbeeren, Himbeeren, Erdbeeren, Johannisbeeren, Holunderbeeren, Preiselbeeren und Stachelbeeren. Ebenfalls unter diese Maßgabe fallen Cranberries, Papaya, Sanddorn und Zitronen.

Zucker, Honig und Süßstoffe

Vor dem Verzehr jedweder Form von Zucker und Süßigkeiten sollten im Kopf eigentlich sämtliche Warnsignale auch ohne Keto-Diät auf knallrot schalten. Wir alle wissen, dass Zucker schädliche Auswirkungen auf den Körper mit sich bringt, Krankheiten und Übergewicht verursacht. Spätestens mit dem im Oktober 2015 in den Kinos erschienen Film `Voll verzuckert. That Sugar Film´ von Damon Gameau wurde uns das drastisch vor Augen geführt.

In der ketogenen Ernährung spielt Zucker nur eine Rolle, nämlich die eines nicht anwesenden Darstellers. Für Zucker, ob raffiniert, z.B. im Tee oder einem Müsli, als Honig, Süßigkeit, Kuchen oder in Limonade oder Sirup, gilt ab jetzt rigoros: Nein danke! Dasselbe gilt für Süßstoffe.[8]

Vertretbar sind dagegen Stevia, Erythrit (Erythritol), Sukrin und Xylit (Xucker).

Getränke

Hier In jedem Fall erlaubt sind Kaffee, schwarzer Tee, grüner Tee, Matcha und Kräutertee.

Wasser mit oder ohne Kohlensäure lässt sich nicht nur für die Keto-Diät hervorragend in köstliche Getränke verwandeln. Durch Zugaben, z.B. von frischen Minzblättern, Zitronen- oder Gurkenscheiben, Ingwer oder einer Mischung mit Kokoswasser, beweist Wasser geschmacklich eine hohe Wandlungsfähigkeit und bleibt doch immer gesund.

Als Getränk gelten natürlich auch Smoothies, z.B. zum Frühstück statt fester Nahrung, Milchshakes, Mixgetränke mit Kokosmilch oder Trinkjoghurt. Hierfür lassen sich auch prima die erlaubten Beeren verwenden. Klassisch lecker sind außerdem Säfte aus Tomaten und etlichen Gemüsesorten. Beachtet werden sollte aber auch hier explizit der Gehalt an Kohlenhydraten, um nicht versehentlich aus der Ketose zu fallen.

Sehr leckere Rezepte finden sich auf diversen Seiten im Internet, z.B. auf www.ketofix.de. Speziell zu empfehlen für besondere Anlässe sind die Rezepte für Glühwein aus der Low-Carb-Küche und Irish-Coffee, zu finden auf www.Ichf-deutschland.de – hmmmm!

Generell gilt für den Genuss von Alkohol aufgrund des hohen Zuckergehalts besondere Vorsicht. Gestatten Sie sich nur wirklich selten ein Gläschen und dann auch nur, wenn es sich um trockenen Wein oder klare Schnapssorten handelt. Sollte Ihr Ziel die Gewichtsabnahme sein, ist Alkohol ein sehr schwerwiegendes Hemmnis. Der Fettabbau wird verhindert und insbesondere Frauen erleben am Tag danach sehr häufig unangenehme Einlagerungen in Händen und Füssen. Also lieber Finger weg!

Kapitel 4: Vorräte, alternative Rezeptideen und

Tipps

Bei der Flut an Rezepten, die mittlerweile für jeden Anlass und zumeist sogar auch kostenfrei im Internet zur Verfügung stehen, ist eher überflüssig, selbige zu wiederholen oder gar abzuschreiben. Sehr lesenswert und umfassend informativ sind Seiten wie www.keto-rezepte.de und www.ketofix.de, die auch sehr leckere Rezepte für Vegetarier und Veganer bereitstellen.

Stattdessen soll hier auf eine veränderte Bevorratung sowie auf alternative Zubereitungen einiger beliebter Rezepte eingegangen werden.

Bevorratung

Waren Keller, Kühltruhen und Schränke bislang gerne gefüllt mit Reis, Nudeln, Kartoffelpüree, Fertiggerichten und Aufbackbrötchen, wird der Platz nun für keto-gerechte Vorräte benötigt. Beispielsweise gilt für bestimmte Gemüsesorten langfristig der Keller als kühlste trockene Lagerstätte. Vorrangig finden wir dort üblicherweise Kartoffeln, Zwiebeln und Steinobst. Schade, das sind genau die Lebensmittel, denen die ketogene Ernährung keine Daseinsberechtigung einräumt.

Auch kennt bestimmt jeder das Problem, dass genau dann, wenn man den Kochlöffel schwingen möchte oder muss, exakt die Lebensmittel, die man benötigt, leider aufgebraucht sind. Also ist auch im Wocheneinkauf der aktuelle Vorrat im Hinterkopf zu behalten. Und wer sich bisher noch nicht mit Kochen und Backen auseinandergesetzt hat, sollte sich jetzt tunlichst damit befassen.

Aus gegebenem Anlass hat unlängst das Bundesamt für Bevölkerungsschutz und Katastrophenhilfe dazu aufgerufen, Vorräte anzulegen. Neben warmen Decken, Kerzen und Bargeld gehören dazu auch Lebensmittelvorräte für 14 Tage (www.bbk.bund.de: `Meine persönliche Checkliste´). Angegeben werden u.a. auch die pro Person erforderlichen Mengen der jeweiligen Nahrungsmittel. Explizit wird darauf hingewiesen, nur solche Vorräte einzulagern, die auch tatsächlich im Normalfall konsumiert werden.

Berücksichtigt werden müssen also besondere Vorlieben und auch Diäten. Mit den üblichen Grundnahrungsmitteln, wie Weizenmehl, Kartoffeln oder dem Spaghetti-Bolognese-Set ist es nämlich gerade bei der ketogenen Ernährung nicht getan. Was also gehört in die Keto-Vorratskammer?

- Trockenlagerung

Relativ einfach trocken lagerbar sind natürlich Lebensmittel in Gläsern, Dosen, Flaschen und Tüten. Dazu gehören für die Keto-Diät selbstverständlich:

verschiedenste Öle, vor allem MCT-Öl

Oliven

Essig (Achtung: Balsamico wird aus Most, also Obst hergestellt!)

Salatmarinaden auf Essigbasis

Nüsse/ Nusspasten und Kerne

Tomaten: getrocknet oder passiert bzw. als Mark (Vorsicht: Zucker)

hochwertiges Kakaopulver bzw. Schokolade mit mindestens 70% Kakaogehalt

Brühwürfel

Salz, Trockengewürze und -kräuter sowie Extrakte, z.B. Vanille

Flohsamenschalen

Saucen und Pestos (Vorsicht: Zucker)

Kaffee und Tee

Wasser

Nahrungsergänzungsmittel

Trocken lagerbar sind ferner getrocknete bzw. geräucherte Proteinquellen, wie Beef Jerky und Salami, sowie verschiedene Low-Carb-Mehlsorten, z.B. aus Mandeln, Kokos, Soja, Leinsamen, Kürbiskernen, Süßlupinen oder Kastanien. Auch selbstgemachte Gemüsechips, z.B. aus Zucchini, Süßkartoffeln oder Rote Bete, halten sich in Bügelverschlussgläsern recht gut.

In Steinguttöpfen, ganz nach alter Väter Sitte, lassen sich durch Milchsäuregärung haltbar gemachte Lebensmittel sogar über recht lange Zeiträume gut halten. Bekanntestes Beispiel als hervorragender Vitamin-C-Spender ist Sauerkraut. Für diese Konservierungsmethode geeignet sind aber auch Rotkohl, Paprika, Kohlrabi, Blumenkohl, grüne Bohnen und etliche andere Gemüsesorten. Für Hobbyköche also ein weites Betätigungsfeld.

Fleisch, z.B. Frühstücksfleisch, in Dosen enthält zumeist Zucker. Damit fällt es schlicht und ergreifend komplett weg!

Käse außerhalb eines Kühlschranks aufzubewahren ist grundsätzlich möglich, aber die Haltbarkeit ist deutlich begrenzt. Stellen Sie mal versuchsweise einen noch nicht angebrochenen Käse, wie einen kleinen Camembert, in einer Käseglocke oder eingeschlagen in ein sauberes Tuch im Römertopf in den Keller und kontrollieren Sie die Veränderungen. Je nach Sorte winken Ihnen nach einigen Tagen, vielleicht auch erst Wochen, blaue, grüne und weniger hübsch gefärbte Schimmelpilze entgegen – huch!

- Tiefkühllagerung

In das Tiefkühlfach gehören zunächst nur die gefroren aufzubewahrenden Lebensmittel für die nahe Zukunft. Glücklich, wer eine Tiefkühltruhe sein Eigen nennt und so seine Vorräte längerfristig anlegen kann. Zu diesen Vorräten gehören natürlich Fleisch, Fisch, Meeresfrüchte, selbst hergestellte Backwaren aus Keto-konformen Zutaten und auch frisches, vorzugsweise schon geputztes, Gemüse.

Beim Einfrieren von Käse gilt es, vor allem dessen Sorte zu beachten. Nicht jeder Käse eignet sich für diese Art der Aufbewahrung und der Geschmacksverlust ist nicht von der Hand zu weisen. Am besten geeignet sind fettreiche Hartkäse am Stück also mit Rinde, die bei vakuumierter Verpackung das Frosten relativ gut überstehen. Weitere Informationen zu Käse erhalten Sie über www.das-kaesewerk.de.

Weiche Käsesorten werden beim bzw. nach dem Auftauen zu wirklich ekliger Pampe – das ist ein unangenehmer Erfahrungswert, ersparen Sie sich den Test! Für alle anderen Käsesorten bleibt wohl nur übrig, sich eine angemessene Höhle zu suchen...

Zusammenfassend ist vor allem wichtig, die Vorratshaltung gut zu organisieren, z.B. durch regelmäßige Kontrollen und den Austausch älterer gegen neue Lebensmittel, um immer auf dem aktuellen Stand zu sein. Das liest sich jetzt wie anstrengende Arbeit, ist aber eine reine Gewohnheitssache. Nach dem Einkaufen die neueren Produkte im Regal nach hinten stellen, ist doch eh bekannt. Genau so hält man es nun auch im `Keto-Lager`.

Alternative Rezeptideen für einstige Lieblingsspeisen

Die Durchsicht dutzender Keto-Diät-Seiten sowie etlicher Rezeptsammlungen ergibt ganz klar, dass ketogene Ernährung an sich nicht unbekannt ist und ein reger Austausch herrscht! Theoretisch sollte hier jeder Gaumen fündig werden.

Was ist aber, wenn man sich an ein Gericht `von früher` erinnert und es nicht mehr aus dem Kopf bekommt? Brot und Nudeln sind z.B. Lebensmittel, auf die viele nur schwer verzichten können. Dasselbe gilt für Pizza oder Curry-Wurst mit Pommes rot weiß. Und das Marmeladenbrötchen am Sonntagmorgen zum Frühstück. Oder viele andere Leckereien.

Das könnte zum gravierenden Hindernis dabei werden, die Keto-Diät durchzuhalten, nicht wahr? Und ist vielleicht auch der Grund, warum Sie sich noch nicht dafür haben entscheiden können, strikt ketogen zu leben.

Verlieren Sie nicht den Mut, es gibt in den allermeisten Fällen Abhilfe. Schreiben Sie, vorzugsweise bevor Sie auf die ketogene Ernährung umsteigen, eine Liste der Nahrungsmittel und Gerichte, auf die zu verzichten Ihnen besonders schwerfallen würde, und probieren sie diese in einer keto-gerechten Form aus. Das erleichtert deutlich den Einstieg in die Keto-Welt.

Brot, als erstes Beispiel, lässt sich hervorragend aus verschiedensten Mehlsorten herstellen. Zu nennen wären Sorten wie Mandelmehl, Kokosmehl, Sojamehl, Leinsamenmehl, Kürbiskernmehl, Süßlupinenmehl oder Kastanienmehl. Sehr gute Brot-Rezepte zur Verwendung dieser Sorten finden Sie u.a. auf www.keto-rezepte.de. Das Walnussbrot ist wirklich lecker!

Ketogener Käsekuchen kann durchaus auf einen Boden verzichten. Falls Sie das nicht können, lesen Sie doch mal www.lchf-deutschland.de/kaesekuchen-aus-der-keto-kueche/.

Für Pizza-Liebhaber wäre wohl eher die Keto Pizza Prosciutto E Salame etwas, deren Rezept auf www.living-keto.de zu finden ist.

Als Ersatz für Nudeln könnten eventuell Shirataki Nudeln herhalten, die in Amerika – wo sonst? – als Miracle Noodles bezeichnet werden. Oder man stellt seine eigenen Nudeln her, wie im Rezept auf www.lchf-deutschland.de/lchf-nudeln-mit-blauschimmelsauce-aus-der-keto-kueche/ beschrieben. Auch für Reis gibt es eine Shirataki-Version.

Anstelle von Kartoffeln lassen sich eventuell Süßkartoffeln verwenden. Das sollte aber nicht ausufern, sofern Sie ihre Ketose nicht ernsthaft gefährden wollen. Als Ersatz für Kartoffelbrei passt meist ein Püree aus Blumenkohl oder Kürbis sehr gut.

Falls Ihr Ehrgeiz jetzt geweckt ist, schauen Sie sich doch auch einmal gezielt in Rezepten fremdländischer Küche um. Gerade im asiatischen Raum sind das Kochen mit Kokosmilch sowie -öl, Ingwer, verschiedensten Gewürzen und vor allem Fisch weit verbreitet.

Nicht unerwähnt bleiben sollten die in anderen Länderküchen zum Einsatz kommenden Gewürzmischungen. Sie sind unglaublich vielfältig und geben vielen einfachen Gerichten erst den richtigen Pepp. Indische Curry-Gewürze, Garam Masalas, oder auch Zusammenstellungen aus der Cajun-Küche bereichern auch noch das langweiligste Huhn.

Als generelle Fundgruben für sehr, sehr leckere Rezepte sind u.a. folgende Seiten zu empfehlen:

www.ketofix.de

www.keto-rezepte.de

www.lchf-deutschland.de

www.ketoseportal.de

www.ketocal.de

www.chefkoch.de

Tipps gegen Heißhunger

Da ist es wieder, das alte Problem. Am liebsten hätte man jetzt diesen Schokoriegel. Oder das leckere Croissant. Und im Tee sollte eigentlich Kandis knistern. Ketogene Alternative hin oder her – der Hieper ist da! Heißhunger hat schon bei den letzten Diäten für das finale Versagen gesorgt. Das darf nicht wieder passieren.

Wie verhindert man Heißhunger? Warum entsteht Heißhunger überhaupt? Ist das nicht reine Kopfsache? Nicht ganz. Die bewusste Unterernährung mit Kohlenhydraten ist die Wurzel des Übels, genauer der Glukosemangel im Blut. Das vergeht nach ein paar Tagen, wenn sie in der Ketose sind. Bis dahin aber hilft nur Zähne zusammenbeißen, viel trinken und genau verstehen lernen, was der kleine Mann im Ohr denn nun eigentlich wirklich von Ihnen will.

Könnte es sein, dass Sie einfach müde sind? Genervt? Überarbeitet oder vielleicht gelangweilt? Es gibt die unterschiedlichsten Gründe, warum Menschen zu Süßigkeiten greifen. Manchmal ist es sogar anerzogen. Für eine gute Note in der Schule z.B. gab es eine Tafel Schokolade und das hat man im Studium dann gleich weiter so gemacht.

Eine Möglichkeit, sich selbst zu disziplinieren, bietet NLP (Neurolinguistische Programmierung). Ein weites Thema, zugegeben. Nichts desto weniger kann es helfen, bestimmte Verhaltensweisen abzustellen, und dabei unterstützen, sich neue Routinen anzueignen, z.B. ein anderes Belohnungssystem oder regelmäßige Spaziergänge. Auch Meditationstechniken sind hilfreich. Und das Wissen, dass das Erreichen der Ketose Sie viel mehr belohnen wird als eine doofe Praline!

Schlusswort

Ja, Abnehmen ist mit der Keto-Diät vergleichsweise schnell machbar. Man verliert sehr schnell eingelagertes Körperfett und kann damit grundlegend die eigene Gesundheit fördern. Nicht von der Hand zu weisen sind aufgrund der vielfachen positiven Erfahrungsberichte auch die steigende körperliche und geistige Leistungsfähigkeit.

Zu berücksichtigen ist aber auch, mit welcher Grundeinstellung man sowohl in körperlicher und mentaler bzw. generell gesundheitlicher Hinsicht, an die ketogene Ernährung herantritt. Ob eine so einschneidende Veränderung also wirklich jedermanns Sache ist, sollte genauestens überdacht und mit Experten abgesprochen werden.

Ketogene Ernährung bringt viele positive Veränderungen mit sich. Nebenbei mal eben ein paar Tage lang ketogen leben, das funktioniert allerdings nicht. Die Keto-Diät ist kein Hobby, sondern eine die eigene Gesundheit eklatant beeinflussende, sehr ernst zu nehmende Umstellung der Ernährung und damit eine grundsätzliche Veränderung der gesamten Lebensweise!

Sie möchten von jetzt an trotz aller Bedenken und Schwierigkeiten ketogen leben? Sie halten die ketogene Ernährung für Ihren Weg und wollen sich voll darauf einlassen? Willkommen in der Keto-Welt, Hut ab, viel Erfolg und gute Gesundheit!

TABATA

Einleitung

In diesem Buch wirst du die Grundlagen des Tabata-Trainings kennen lernen. Es warten viel Tipps und Tricks rund um das Training und die zu deinem Training passende ideale kalorienarme Ernährung auf dich.

Du wirst die Vorteile des Hoch-intensives-Intervall-Training erfahren und wie du mit dieser Trainingsmethode zu deinem Traumkörper gelangst.

Neben den 20 beliebtesten Tabata-Übungen lernst du die Basics und tolle Übungen für das Warm-Up vor dem Training und das Cool-Down nach dem Training kennen.

Dein persönlicher 7-Tage-Trainingsplan mit effektiven Übungen für verschiedenste Problemzonen und vielen Rezeptideen und Ernährungstipps werden dich in den ersten Wochen deines Trainings begleiten.

Du hast dich entschieden deinen inneren Schweinehund zu überwinden und endlich fit zu werden? Du möchtest schnell einige Kilos verlieren? Dieses Buch wird dir bei der Optimierung deines Lebensstils und der Verbesserung deiner Fitness helfen. Das Training wird nicht nur auf deinen Körper einen enorm positiven Effekt haben, sondern auch auf deinen Geist. Du wirst deinen Alltag besser meistern können, dich energetischer und vitaler fühlen! Und letztendlich wird dich das Training zu deinem lang ersehnten Traumkörper führen.

Du wirst dich nun täglich mit deinem Training, deiner Ernährung, deinem Willen und deiner Motivation auseinander setzen. Das Hoch-intensive-Intervall-Training wird dir einiges abverlangen und dich bis über deine Grenzen hinaus bringen! Du wirst dich und deinen Körper neu kennen lernen!

Das Tabata-Training kostet dich maximal vier Minuten täglich und du kannst es mit einigen Hilfsmitteln ganz leicht zu Hause durchführen. Die meisten Übungen arbeiten allein mit deinem Körpergewicht. Das Konzept ist simpel und deine körperliche Fitness wird sich schnell verbessern.

Am Ende wirst du nicht nur gesünder, sondern auch glücklicher sein!

Kapitel 1: Tabata schnell erklärt

Hast du schon einmal von Tabata gehört? Falls nicht, erkläre ich dir nun die Grundlagen des Tabata-Trainings und das Erfolgsrezept!

Du trainierst fast täglich vier Minuten lang. Das mag sich zunächst nicht nach viel Arbeit anhören, dennoch wirst du in diesen vier Minuten idealerweise an dein Limit kommen. Jede Trainingseinheit besteht aus acht Intervallen, die je aus 20 Sekunden Training und 10 Sekunden Pause bestehen. Dies nennt sich HIIT - Hoch-intensives-Intervall-Training.

In den letzten beiden Trainingsintervallen wirst du deine körperlichen und mentalen Grenzen deutlich spüren und dort setzt auch der Trainingseffekt ein!

Das Training ist zwar nur vier Minuten lang, es wird dir allerdings einiges abverlangen, unterschätze das Training also nicht. Um das Training durchzuhalten wirst du wirkliche mentale Stärke benötigen!

Und ganz unter uns - vier Minuten sollte sich jeder Zeit nehmen können, um sich um seine Gesundheit zu kümmern. Also keine Ausreden mehr!

Du fragst dich bestimmt, wer Tabata erfunden hat? Der Sportwissenschaftler Dr. Izumi Tabata aus Japan. Er führte in den 90er Jahren einige Studien über die Effektivität verschiedener Sportarten durch. Er verglich Hoch-intensives-Intervall-Training mit herkömmlichem Ausdauertraining und kam zu dem Ergebnis, dass das Hoch-intensives-Intervall-Training für den Aufbau von Muskelmasse, Ausdauer und Kraft geeigneter ist, als Ausdauertraining.

Während eines Projektes über sechs Wochen verglich er zwei Probandengruppen. Die eine Gruppe ging täglich eine halbe Stunde Joggen und die andere Probandengruppe widmete sich jeden Tag dem zeitlich minimalistischen Hoch-intensiv-Intervall-Training. Das Ergebnis war, dass die Probandengruppe, die das HIIT absolvierte deutlich bessere Ergebnisse erzielte: Die Teilnehmer konnten ihre Ausdauer um 40% und ihre körperliche Kraft um 30% im Vergleich zur der Gruppe, die das Ausdauertraining absolvierte, verbessern .

Nicht zu leugnen ist auch der zeitliche Vorteil dieser Methode: In sechs Wochen investierte die HIIT absolvierende Probandengruppe nur zwei Stunden. Ganz im Gegensatz zur joggenden Probandengruppe, die 18 Stunden investierte und dazu noch schlechtere Trainingsergebnisse erzielte.

Wie funktioniert Tabata?

Was diese Methode besonders auszeichnet ist die Kürze des Trainings und die vielen verschiedenen Möglichkeiten des Trainings. Es gibt unglaublich viele Tabata-Übungen, von denen du im Verlauf dieses Buches auch einige kennen lernen wirst. Die Vielfalt der Übungen ist ein zusätzlicher Vorteil gegenüber anderen Arten des Ausdauertrainings - das Joggen bietet beispielsweise keine Varietäten!

Experten gehen davon aus, dass es fundamental wichtig ist, seine Muskeln von Zeit zu Zeit ans absolute Limit zu bringen. Die Kombination von unterforderten Muskeln und einer zuckerreichen Ernährung führt zu einer Überproduktion von Insulin. Normalerweise nehmen deine Muskeln den Zucker, den du in Form von Kohlehydraten oder ähnlichem zu dir nimmst, durch Stoffwechselprozesse auf und speichern ihn in Form von Glykogen. Allerdings können deine Muskeln durch die fehlende Belastung das gespeicherte Glykogen nicht aufbrauchen, weswegen sie keinen weiteren Zucker aus deinem Blut aufnehmen können. So ist dein Körper dazu genötigt mehr und mehr Insulin zu produzieren, um deinen Blutzuckerspiegel kontrolliert niedrig zu halten. Dieser nicht genutzte Zucker wandert nun über dein Blut in deine Leber und wird dort mit Fettsäuren verbunden - und das wiederum werden deine Speckrollen!

Durch das Tabata-Training kannst du diesem unschönen Verlauf entgegen wirken. Das Hoch-intensive-Intervall-Training sorgt dafür, dass der Glykogen-Speicher in deinen Muskeln aufgebraucht wird und wieder Zucker aus deinem Blut durch Stoffwechselprozesse in deinen Muskeln gespeichert werden kann. Somit wird weniger Zucker in die Leber transportiert und das bedeutet: Weniger Fettpolster durch den "Afterburn-Effekt"!

Ein weiterer Vorteil für deine Gesundheit ist, dass dein Stoffwechsel nach dem Training für bis zu zehn Stunden höchst aktiv ist. Das ist länger, als bei jeder anderen Art des Trainings! So kann dein Körper in Kombination mit einer guten Ernährung optimal mit Nährstoffen versorgt werden.

Durch das Training wird zusätzlich dein Hormonhaushalt in Schwung gebracht. Eine Menge, durch das Training ausgeschütteter Wachstumshormone, lassen dich energiereich und aktiver fühlen! Die Hormone Adrenalin, Dopamin und Epinephrin für eine Erhöhung des Catecholamine-Spiegels verantwortlich. Das Hormon Catecholamine löst dein überschüssiges Fett unter der Haut auf. Im Durchschnitt verbrennen Tabata-Sportler 2,5 Kilogramm mehr Fett in 15 Wochen Trainingszeit, als Jogger oder Sportler ähnlicher Cardiotrainings.

Besonders im Bauch-Bereich befinden sich eine Unmenge Rezeptoren für das Hormon Adrenalin, das heißt, hier wird das Fett durch das Tabata-Training besonders effektiv reduziert. Wenn du also am Bauch ein paar Fettpolster reduzieren möchtest ist Tabata das ideale Training für dich!

Um den Effekt des Trainings zu steigern solltest du in den ersten zwei Wochen deinen Trainings darauf achten nicht mehr als 150 Gramm Kohlehydrate zu dir nimmst. Um deinen Stoffwechsel optimal zu unterstützen benötigt dein Körper mindestens zwei Liter Wasser am Tag!

Die Erhöhung der Muskelmasse durch das regelmäßige Training führt dazu, dass dein Körper auch im Ruhezustand mehr Kalorien verbraucht. Auf langer Sicht wirst du dementsprechend deinen täglichen Kalorienverbrauch steigern und dein Wunschgewicht einfach beibehalten können.

Das Hoch-intensive-Intervall-Training HIIT

Du fragst dich sicherlich, was genau das Hoch-intensive-Intervall-Training ist. Das HIIT ist eine Überkategorie des Intervalltrainings. Eine der Unterkategorien ist das Tabata-Training.

Allgemeine Charakteristika des HIIT sind die hohe Intensität des Trainings und die Pausen zwischen den Übungen. Ein normales Hoch-intensives-Intervall-Training dauert 20-30 Minuten und die Pausen zwischen den Übungen sind länger, als die Pausen des modifizierten Tabata-Trainings. Bei der Durchführung gibt es also kleinere Unterschiede, während die Ziele des Trainings identisch sind: schneller Muskelaufbau, gesunde Fettreduzierung, Anregung des Stoffwechsels und Steigerung der Ausdauer.

Ist Tabata für dich geeignet?

Tabata ist ideal für dich, wenn

- du wenig Zeit in dein Workout investieren und trotzdem fit und schlank sein möchtest.

- du Flexibilität bei deinem Trainingsort und deiner Trainingszeit bevorzugst.

- du dein Tabata-Training möglicherweise in deine anderweitigen Trainingspläne, wie Fitnessstudio, Kampfsport, oder ähnliches integrieren möchtest.

- du schnell einen Trainingserfolg sehen möchtest.

- du für dich selbst eine neue Herausforderung suchst.

- du langfristig deine körperliche Fitness und dein Gewicht durch ein höchst effektives Training verbessern möchtest.

- du rundum gesund bist! Für Sportbegeisterte mit Herzerkrankungen oder anderen einschränkenden Krankheiten ist Tabata aufgrund der hohen Anstrengung leider nicht geeignet. Ich empfehle dir, dich unbedingt vor deinem Trainingsbeginn von deinem Hausarzt durchchecken zu lassen!

Die Trainingserfolge sind natürlich bei jedem Sportler ganz verschieden. Es kommt auf dein Ausgangsgewicht und deine Ausgangsfitness an, wie stark der Trainingseffekt bei dir einsetzt.

In den ersten beiden Trainingswochen wirst du feststellen, dass du in sehr kurzer Zeit eine Menge Gewicht verlierst. Dieser Effekt wird ab der dritten Woche schwächer, da sich dein Körper an das neue Training und die veränderte Ernährung gewöhnt hat. Dies ist auch gesund und wünschenswert, da eine dauerhafte rapide Gewichtsabnahme deinem Körper schaden würde.

Kapitel 2: Das Warm-Up vor dem Training und

das Cool-Down nach dem Training

Das Warm-Up und das Cool-Down sind fester Bestandteil deines Trainings! Unterschätze die Bedeutung des Aufwärmens und Abkühlens für die Effizienz deines Trainings nicht und achte auch hier auf eine Präzise Ausführung der Übungen.

Das Warm-Up

Das Aufwärmen vor dem Tabata-Training ist enorm wichtig, um Verletzungen durch das Training zu vermeiden. Die Tabata-Übungen sind sehr intensiv, weswegen es unumgänglich ist, dass du dich vorher gut aufwärmst, um deinen Körper und Geist auf die bevorstehende Belastung vorzubereiten.

Durch das Warm-Up steigt deine Körpertemperatur an und das Risiko für eine Verletzung deiner Muskeln, Bänder oder Gelenke wird minimiert.

Fünf bis zehn Minuten Aufwärmtraining reichen schon, um dich körperlich und mental auf dein Tabata-Training vorzubereiten. Die meisten Athleten wählen kardiovaskuläre Übungen, kombiniert mit einigen Dehnübungen.

Ein gutes Aufwärmprogramm steigert die Effektivität deines Trainings, es sollte also ein fester Bestandteil deines täglichen Trainings sein!

Die Aufwärmübungen

- Der Giraffengang: Ziehe beim Vorwärtslaufen deine Knie abwechseln hoch zur Brust. Wenn nötig hilf mit deinen Händen etwas nach und ziehe deine Knie fest an deine Brust, um eine optimale Dehnung zu spüren.

- Die Hüftrotation im Vierfüßlerstand: Begebe dich in den Vierfüßlerstand und spreize deine Beine abwechselnd im 90-Grad-

Winkel ab und kreise sie mit großen Bewegungen zehn Mal nach hinten und zehn Mal nach vorne.

- Der Zombiegang: Laufe auf gestreckten Zehenspitzen und hebe deine Beine mit geflextem Fuß in einem 90-Grad-Winkel abwechselnd hoch.

- Der Ausfallschritt: Stell dich aufrecht hin und strecke deine Hände mit zusammengepressten Handflächen weit über deinen Kopf nach oben. Dann machst du mit deinem rechten Bein einen Ausfallschritt nach vorne, sodass dein Bein im 90-Grad-Winkel steht und sich dein Knie über deiner Ferse befindet. Auch dein linkes Bein sollte im 90-Grad-Winkel sein und dein linkes Knie sich somit unter deiner Hüfte befinden. Nun streckst du deine rechte Hand so weit zum Boden, wie es dir deine Beweglichkeit erlaubt, während du deine linke Hand immer noch nach oben streckst. Nun spürst du eine Dehnung deiner Körperseite. Wiederhole die Übung für deine andere Körperseite. Halte jede Position fünf Sekunden, entspanne eine Sekunde und wiederhole die Übung auf jeder Seite fünf Mal.

- Der Knöchelsprung: Springe mit deiner ganzen Kraft hoch und ziehe dabei deine Knie so hoch wie du kannst! Achte darauf auf beiden Füßen zu landen.

- Die Pyramide: Begebe dich in den Vierfüßlerstand und achte darauf, dass sich deine Knöchel unter deinen Schultern befinden und deine Knie unter deiner Hüfte. Schiebe deine Hüfte langsam nach hinten auf deine Knöchel und strecke deine Hüfte dann weit in die Höhe, bis du eine Pyramide darstellst. Komme nach zehn Sekunden wieder mit deiner Hüfte auf deine Knöchel zurück und wiederhole diese Übung zehn Mal.

- Der Schulterkreis: Lege dich auf deine rechte Seite und winkle deine Beine im 90-Grad-Winkel von dir ab. Deine Arme sind nach vorne ausgestreckt und deine Bauchmuskulatur angespannt. Erhebe nun deinen linken Arm und führe ihn über deinen Kopf bis auf den Boden links von dir. Dein rechter Arm und dein rechtes Schulterblatt sollte während der gesamten Übung so nah wie möglich am Boden bleiben. So wird dein Oberkörper optimal gedehnt. Verbleibe fünf Sekunden in dieser Position, komm dann wieder in deine Ausgangsposition zurück und wiederhole diese Übung für jede Körperseite fünf Mal.

- Der Scherenlauf: Dies ist eine besonders spielerische Übung: Laufe seitwärts und überkreuze dabei deine Beine. Laufe einige Male nach rechts, einige Male nach links und achte auf eine lockere Ausführung.

- Die Fliegerarme: Bewege deine Arme einige Minuten so, als würdest du Joggen. Achte dabei darauf, dass du deine Muskeln angespannt hältst, so beziehst du von der Hüfte aufwärts deine Muskeln mit ein.

Probiere diese Übungen aus und du wirst schnell feststellen, welche für dich geeignet sind und dir Spaß bereiten. Optimal ist es die Übungen zu wechseln und nicht bei jedem Aufwärmtraining die gleichen Übungen zu machen. Sorge für Abwechslung bei deinem Training, damit es spannend und fordernd bleibt!

Du musst natürlich nicht jede dieser Übungen bei jedem Warm-Up machen, sondern nur so viele wie du in fünf bis zehn Minuten Aufwärmtraining schaffst.

Auch hier ist es enorm wichtig, dass du die Übungen präzise ausführst, um dich nicht dabei zu verletzen und deinen Körper optimal auf die Belastung während deines Trainings vorzubereiten!

Das Cool-Down nach dem Training

Das Abkühlen nach dem Training ist fast so wichtig wie das Aufwärmen vor dem Training.

Auch hier minimierst du die Chance für Verletzungen, lass diesen Teil deines Trainings also nicht aus und integriere ihn als festen Bestandteil in deinen Trainingsablauf.

Das Cool-Down normalisiert nach dem intensiven Training deine Herz- und Atemfrequenz und verringert deinen Muskelkater. Zusätzlich kannst du so Schwindel oder Schmerzen vermindern oder gänzlich vermeiden.

Das Abkühlen ist ideal um deinen Geist und deinen Körper nach der Höchstleistung beim Tabata-Training wieder in einen normalen Zustand zu versetzen und dich wieder im Alltag ankommen zu lassen.

Für das Cool-Down solltest du dir 5-15 Minuten Zeit nehmen.

Die Abkühl-Übungen

- Die Grätsche: Setze dich aufrecht auf den Boden und spreize deine Beine so weit wie möglich auseinander. Greife nun mit deiner rechten Hand nach deinem linken Knie- und bleibe dabei im Oberkörper aufrecht! Verbleibe fünfzehn Sekunden in dieser Haltung und versuche dann deine Hand so weit wie möglich in Richtung deines linken Fußes wandern zu lassen. Halte auch diese Position für fünfzehn Sekunden und komme dann in deine Ausgangsposition zurück. Wiederhole diese Übung für deine linke Körperseite gleichermaßen.

- Die Ballerina: Setze dich aufrecht auf den Boden und winkel dein rechtes Bein vor deinem Körper an, sodass dein rechter Fuß dein linkes Knie berührt. Das linke Bein ist nach hinten abgewinkelt. Strecke nun deinen Oberkörper mit ausgestreckten Armen über dein rechtes Bein nach vorne auf den Boden aus und halte diese Position für zwanzig Sekunden. Komme dann wieder in deine aufrechte Sitzposition, platziere deine rechte Hand schräg hinter dir und drehe deinen Körper zu deiner rechten Seite und halte diese Position wieder für zwanzig Sekunden. Wenn du sehr beweglich bist kannst du deinen rechten Arm auch auf den Boden ablegen und deinen linken Arm nach hinten abstrecken. Tausche die Position deiner Beine für die Ausführung der Übung auf der anderen Körperseite.

- Kennst du dich mit Progressiver Muskelrelaxation aus? Dann integriere dies in dein Cool-Down Programm!

- Lockeres Auslaufen entspannt dich nach einem harten Training. Dies wirkt vor allem barfuß super!

- Schüttle deine Arme und Beine aus, kreise deine Schultern und strecke dich.

- Du Walkst gerne? Dann geh zum Abkühlen eine Runde walken.

- Falls du gerne meditierst, kannst du dies in dein Cool-Down integrieren.

Kapitel 3: Die Übungen

In diesem Kapitel lernst du 20 effektive Übungen für dein Tabata-Training kennen. Neben der Ausführung erfährst du auch auf welche Problemzone die Übung abzielt.

Es gibt neben diesen 20 Übungen natürlich noch unzählige weitere tolle Tabata-Übungen, die du in dein Training einbauen kannst. In diesem Buch wirst du die 20 beliebtesten Übungen finden, von denen du einige ohne und andere mit Geräten ausführen kannst.

1. Klimmzüge

Die Klimmzug-Übung ist wohl eine der bekanntesten Fitnessübungen und ist dir sicherlich bekannt. Bei dieser Übung werden viele deiner Rückenmuskeln, vor allem deiner breiten Rückenmuskulatur, beansprucht. Hier bedarf es nur einer Stange, wahlweise auch eines Türrahmens, und die Ausführung ist simpel.

Stelle dich unter die Stange oder den Türrahmen und greife die Stange mit beiden Händen schulterbreit. Ziehe dich nun mit vertikalem Körper bis dein Kinn über die Stange zeigt nach oben. Geschafft!

2. SitUps

Auch die SitUps gehören zu den wohl bekanntesten Fitnessübungen und du brauchst für das Stählen deiner Bauchmuskulatur noch nicht einmal extra Geräte.

Lege dich auf den Boden und winkel deine Beine im 90-Grad-Winkel an. Spanne nun deine Bauchmuskulatur an, winkel deine Arme seitlich so an, dass sich deine Hände hinter deinen Ohren befinden und ziehe dich nun mit der Kraft aus deinem Rumpf bis in eine sitzende Position. Nach kurzem Innehalten lässt du dich langsam wieder zurück auf den Boden sinken. Achte darauf, dass du dich wirklich aus der Kraft deiner Muskeln hoch ziehst und nicht etwa mit Schwung, sonst erzielst du keinen Trainingseffekt.

3. Die Planke

Für diese Übung brauchst du keinerlei Geräte.

Begebe dich in Bauchlage auf den Boden und stütze dich so auf deinen Unterarmen ab, dass deine Ellbogen unter deinen Schultern stehen und dein Arm einen 90-Grad-Winkel bildet. Stütze dich mit deinen Zehen auf den Boden. Spanne deine gesamten Muskeln an, damit dein Körper eine grade Linie bildet. Halte diese Position!

4. Burpees

Diese Übung ist aufgrund ihrer Kombination aus drei Übungen unglaublich anstrengend und du trainierst nicht nur deine Kraft und Ausdauer, sondern auch deine Koordinationsfähigkeit. Durch diese Kombination von Übungen verbrennen deine überschüssigen Fettzellen sehr effektiv und du trainierst deine Brustmuskeln, Arme, Schulter, Beinmuskeln und Oberschenkel. Also ein wirkliches Allround-Talent unter den Fitnessübungen!

Stelle dich aufrecht mit hüftbreiten Beinen hin und gehe in die Kniebeuge. Stütze nun deine Hände in schulterbreite vor dir auf und versetze deine Beine durch einen Sprung nach hinten - achte darauf, dass du auf deinen Zehen landest. Nun befindest du dich in der Liegestützposition und machst eine Liegestütze. Dann springst du mit aller Kraft und bringst so deine Beine nach vorne. In der Kniebeugeposition angekommen streckst du deine Arme nach oben und springst so hoch du kannst.

5. Bodyrocks

Für diese Übung benötigst du kein Equipment und du trainierst hauptsächlich deine Rücken- und Bauchmuskulatur, aber auch deinen Gleichgewichtssinn.

Begebe dich in den Unterarmstütz. Achte darauf, dass deine Arme einen 90-Grad-Winkel bilden und deine Ellbogen unter deiner Schulter liegen. Lege deine Handflächen flach auf den Boden. Spanne deinen gesamten Körper an, sodass er eine grade Linie bildet. Nun schiebe dich in dieser Position aus der Kraft deiner Zehen vor und zurück so weit es geht. Dies sollte insgesamt nur zwei bis drei Sekunden dauern.

6. Sprint

Für diese Übung benötigst du keine Geräte. Weil sprinten unglaublich Spaß macht, gehört diese Übung mit zu den beliebtesten. Du kannst draußen an der frischen Luft sprinten oder wenn du lieber zu Hause trainierst, kannst du auch zu Hause auf der Stelle sprinten. Effektiver ist allerdings der authentische Sprint draußen! Durch das Sprinten trainierst du vor allem deine Ausdauer und Beinmuskulatur.

7. Cross-Biken

Auch für diese Übung benötigst du nur dein eigenes Körpergewicht und keinerlei Geräte. Diese Übung trainiert vorrangig deine Bauchpartie.

Lege dich auf den Boden und winkel deine Arme an deiner Körperseite so an, dass du deine Hände hinter deinen Ohren positionieren kannst. Nun hebst du deine Schultern und deine Beine leicht vom Boden ab. Jetzt bewegst du deine linke obere Körperhälfte auf dein rechtes Knie zu und umgekehrt. Dein Knie und dein Oberkörper nähern sich einander über deiner Körpermitte. Dann ziehst du dein Bein und deinen Oberkörper wieder zurück bis du dich in deiner Ausgangsposition befindest und wiederholst diese Übung gleichermaßen mit deinem rechten Knie und deiner linken Körperseite.

8. Der Skorpion

Diese Übung trainiert deine Beine, deine Rückenmuskulatur und besonders deine Bauchmuskulatur. Du benötigst hierfür keine Geräte.

Begebe dich in die Liegestützposition und achte darauf, dass deine Schultern sich über deinen Händen befinden und deine Füße hüftbreit auseinander stehen. Dein Körper sollte eine grade Linie bilden. Winkel nun dein rechtes Bein an und führe dein Knie unter deinem Körper in Richtung deiner Brust. Führe dein angewinkeltes Bein wieder nach hinten und strecke es nun so weit wie möglich nach oben weg. Komme zurück in die Liegestützposition und wiederhole die Übung mit deinem linken Bein.

9. High Jumps

Bei dieser Übung wirst du ganz schön ins Schwitzen kommen, denn durch sie trainierst du besonders deine Ausdauer. Es werden keine Geräte benötigt.

Stell dich aufrecht hin und springe mit aller Kraft nach oben, rolle dich dabei über deine Zehen und Fußballen ab.

10. Die Beinschere

Diese Übung trainiert vor allem deine Beinmuskeln, aber auch deine Bauch- und Rückenmuskulatur. Du benötigst keine Geräte.

Geh in die Liegestützposition, beachte, dass deine Hände etwas mehr als schulterbreit voneinander entfernt sind, deine Beine schulterbreit auseinander stehen und dein Körper eine Linie bildet. Nun hebst du deinen rechten Fuß einige Zentimeter vom Boden ab und bewegst ihn zum linken Fuß. Kehre in deine Ausgangsposition zurück und wiederhole die Übung mit dem linken Bein.

11. Seilspringen

Seilspringen kennst du ganz bestimmt! Für diese Übung brauchst du - ein Springseil! Bei dieser Übung trainierst du deine Ausdauer ganz intensiv, aber auch deine Schulter-, Arm- und Beinmuskeln! Seilspringen stärkt dein Herz-Kreislauf-System und verbessert auch deinen Gleichgewichtssinn.

Beim Seilspringen gibt es unglaublich viele Varianten: Auf einem Bein, das Seil rückwärts kreisen und noch viele mehr! Lass deiner Phantasie freien Lauf und bereichere dein Training durch Varianten, die dir Freude bereiten.

12. Kettlebell

Falls du für diese Übung keinen Kettlebell zur Hand hast kannst du zu Beginn auch alternativ eine volle 2-Liter-Wasserflasche verwenden. Allerdings wirst du dein Gewicht nach einiger Zeit auf bis zu 16 Kilogramm erhöhen müssen, um weiterhin einen Trainingseffekt zu erzielen. Mit einem Kettleball trainierst du deine Beine, deinen Rumpf, deinen Rücken und deine Ausdauer!

Achte bei der Verwendung eines Kettlebells vor allem auf die korrekte Ausführung der Übung, um deine Bandscheiben nicht zu sehr zu strapazieren.

Halte deinen Rücken grade und bewege den Kettlebell aus der Kraft deiner Hüfte - nicht mit der Kraft deiner Arme! Deinen Po solltest bei jeder Wiederholung nach hinten wie zum Hinsetzten ausstrecken. Halte deine Brust aufrecht.

13. Squats

Diese großartige Übung baut deine Bein- und Rückenmuskulatur auf und trainiert gleichzeitig deine Ausdauer, Koordination und Beweglichkeit. Also wieder ein Multitalent unter den Übungen. Du brauchst keine weiteren Geräte, außer dein Eigengewicht.

Stelle dich aufrecht hin und winkel die Arme seitlich an deinem Körper ab, sodass du deine Hände hinter deinem Kopf falten kannst. Deine Füße sollten hüftbreit auseinander stehen. Gehe nun runter in die Kniebeuge indem du deine Hüfte nach hinten schiebst und deine Knie beugst. Achte darauf, dass du deine Wirbelsäule grade hältst. Springe nun mit aller Kraft nach oben und komme in deine Ausgangsposition zurück.

14. Box Jumps

Für diese Übung benötigst du eine Box, einen stabilen Hocker oder eine ähnliche stabile Erhöhung. Hierbei trainierst du deine Koordinationsfähigkeit, Rückenmuskulatur und Beinmuskulatur.

Stelle dich hüftbreit vor deine Box und gehe in die Kniebeuge. Von dort springst du mit aller Kraft auf die Box und wieder herunter.

Du kannst die Intensität dieser Übung durch deine Schnelligkeit oder die Höhe der Box variieren.

15. Der Roboter

Für die Roboter-Übung benötigst du Kurzhanteln oder zwei volle Wasserflaschen. Hierbei trainierst du deine Rücken- und Armmuskulatur.

Stelle dich aufrecht hin und halte die Gewichte mit beiden Händen grade mit gestreckten Armen vor deinen Körper. Deine Handinnenflächen zeigen dabei nach unten. Nun atmest du ein und senkst deinen Rücken nach vorne ab, bis dein Körper einen 90-Grad-Winkel bildet. Beim Ausatmen ziehst du die Gewichte an deine Brust heran und richtest dich wieder auf. Jetzt kannst du die Übung von vorne beginnen.

16. Lunges

Diese Ausfallschrittübung baut die Muskeln deines Oberkörpers auf und fördert die Beweglichkeit und Kraft in deinen Beinen und Hüften. Du benötigst keine Geräte.

Stelle dich aufrecht mit hüftbreit voneinander entfernten Füßen hin und strecke deine Arme grade über deinen Kopf und lege die Hände aneinander. Jetzt machst du mit deinem rechten Bein einen großen Ausfallschritt nach hinten und lässt dein Knie bis fast auf den Boden hinab. Das Knie deines linken Beines sollte sich genau über deinem Knöchel befinden. Nun streckst du deinen linken Arm seitlich so weit wie möglich nach unten - versuche den Boden zu berühren, während dein Körper absolut grade bleibt! Führe deinen Arm wieder nach oben und begebe dich in deine Ausgangsposition.

17. Die High Kicks

Diese Übung macht vor allem eins - Spaß! Du benötigst kein Equipment und trainierst deine Bein- und Rumpfmuskulatur.

Kennst du Kickboxen? Genau so funktioniert diese Übung. Trete so hoch und kraftvoll wie möglich! Achte auf deine Körperspannung und lass mal richtig Dampf ab!

Das beibehalten deiner Körperspannung ist für die Aufrechterhaltung deinen Kreislaufs enorm wichtig!

18. Zombie Lunges

Durch diese Übung baust du Kraft in deiner unteren Körperhälfte auf und benötigst keine Geräte.

Stell dich aufrecht mit hüftbreit voneinander entfernten Füßen und nach vorne ausgestreckten Armen hin. Mache mit deinem linken Bein einen großen Ausfallschritt nach links, beuge dein Knie und schiebe deine Hüfte langsam nach hinten. Achte darauf, deine Bauchmuskulatur angespannt zu lassen und komme wieder nach oben in die Ausgangsposition.

19. Der Tisch

Für diese Übung benötigst du einen stabilen Tisch. Durch diese Übung trainierst du deine Rücken-, Nacken- und Unterarmmuskulatur.

Lege dich mit deinem Oberkörper unter einen etwa hüfthohen Tisch und packe die sich über deiner Körpermitte befindliche Tischkante. Deine Füße sollten auf dem Boden stehen und deine Beine gebeugt sein. Ziehe deinen Oberkörper nun nach oben zu dem Tisch heran bis dein Körper eine grade Linie bis zu den Knien bildet. Lass jetzt deinen Oberkörper wieder absinken und behalte die Spannung in deinen Muskeln bei, lass dich nicht fallen!

20. Das Kreuzheben

Diese Übung trainiert deine Rückenmuskulatur und du benötigst kein Equipment.

Stelle dich aufrecht mit seitlich ausgestreckten Armen auf. Hebe dein rechtes Bein möglichst weit nach hinten während du deinen Oberkörper nach vorne absenken lässt. Dein Körper sollte eine grade Linie parallel zum Boden bilden und deine Bauchmuskulatur angespannt sein. Kehre in deine Ausgangsposition zurück und wiederhole die Übung mit dem linken Bein.

Kapitel 4: Die sechs häufigsten Fehler

1. Falsche Ausführung der Übungen

Es ist unglaublich wichtig, dass du die Übungen korrekt ausführst. Die Übungen sind mitunter sehr anstrengend und es bedarf einiger Konzentration die vollen vier Minuten alle Übungen richtig auszuführen.

Gerade zum Ende der Trainingsintervalle kann deine Motivation und Ausdauer nachlassen - achte also bis zum Ende auf die optimale Ausführung der Trainingsübungen.

Um Fehler bei der Durchführung der Übungen zu vermeiden, ist es von Vorteil, wenn du dir bevor du mit dem Training beginnst die Übungen ganz genau anschaust und verinnerlichst. Oftmals hilft es auch mit einer niedrigen Intensität beim Training zu beginnen und die Intensität zu steigern, je sicherer du dich mit den Übungen fühlst. Erhöhe die Wiederholungen passend zu deiner Ausdauer bei jedem Training für einen optimalen Abnehmeffekt.

Falls du im Laufe deines Trainings merkst, dass du Schwierigkeiten hast die Übungen perfekt auszuführen, verlangsame dein Tempo oder verringere das Gewicht.

Denk daran, dass auch die letzte Ausführung einer Übung perfekt sein muss, um möglichst schnelle Trainingseffekte zu erreichen!

2. Keine optimale Ernährung

Bedenke, dass selbst wenn du das Training richtig ausführst keine guten Effekte erzielen wirst, wenn du deine Ernährung vernachlässigst.

Am besten ist es, wenn du dein Tabata-Training vor deiner ersten Mahlzeit ausführst, das heißt auf nüchternen Magen. So tritt der "Afterburn-Effekt" ein und deine zuletzt aufgenommene Nahrung wird als Energiequelle genutzt und die Fettverbrennung wird danach gestartet - also ein wunderbarer Weg zu deinem Traumkörper.

Achte also auf eine gesunde und ausgewogene Ernährung und höre darauf, was dein Körper braucht!

Um den besten Trainingseffekt zu erzielen und dein Gewicht zu reduzieren solltest du darauf achten, dass du nur ungefähr 150 Gramm Kohlenhydrate täglich zu dir nimmst. Von Vorteil ist es, wenn du dir abends nur noch eine leichte und kleine Mahlzeit gönnst.

3. Kenn dein Limit!

Wenn du gegen Ende deiner Trainingseinheit das Gefühl hast alles gegeben zu haben und nicht mehr zu können... unterschätzt du dich mit großer Wahrscheinlichkeit!

Du kannst noch viel mehr leisten, als dein innerer Schweinehund dir zutraut. Grade die letzten Ausführungen der Übungen sind ganz bedeutend für den Trainingseffekt - wenn du an dein Limit gehst baust du nämlich Muskeln auf und unerwünschtes Fett ab.

Wenn du an dein Limit kommst, überwinde dich, denk an dein Ziel, deinen Traumkörper und an deinen Fitnesserfolg!

4. Zehn Sekunden Pause?

Du solltest in jedem Fall die zehn Sekunden Pause strikt einhalten. Dies ist Teil der korrekten Ausführung des Trainings und soll dir die Möglichkeit geben dich auf die nächste Übung vorzubereiten. Idealerweise kannst du so schon deine Ausgangsposition einnehmen!

Auf keinen Fall reichen die 10 Sekunden, um das Training für einen Snack oder ähnliches zu unterbrechen - verliere dein Ziel nicht aus den Augen.

5. Die Intensität der Übungen

Ein häufiger Fehler ist das wählen der falschen Intensität der Übungen.

Wenn du die Intensität zu niedrig wählst, wird dein Stoffwechsel nicht optimal angeregt und du wirst dein Trainingsziel wahrscheinlich nicht erreichen.

Wenn du die Intensität zu hoch wählst, wirst du die acht Trainingsintervalle nicht zu Ende führen können und du wirst auch so kein optimales Trainingsergebnis erzielen.

Du kannst während des Trainings ganz leicht selbst heraus finden, welches die für dich passende Intensität ist. Die ersten beiden Intervalle sollten dir ganz leicht fallen, die Intervalle drei und vier sollten sich für dich genau passend anfühlen, die Intervalle fünf und sechs sollten schon recht anstrengend für dich sein und die letzten beiden Intervalle sollten dich dazu bringen über dein Limit hinaus zu gehen. Du wirst also schnell merken auf welcher Fitnessstufe du dich befindest und welche Intensität für dich den besten Trainingseffekt bietet.

6. Nicht übertreiben!

Es reicht völlig aus, wenn du zu Beginn deines Trainings einmal täglich trainierst. Ideal sind vier bis sieben Trainingseinheiten, wobei sich sieben Trainingseinheiten für einen leicht einzuhaltenden Ablauf anbieten. In den ersten beiden Wochen reicht es völlig aus, wenn du mir vier Trainingseinheiten beginnst. Mute dir und deinem Körper nicht zu viel zu und belasse es auch nachdem du dich ans Training gewöhnt hast bei einer Trainingseinheit am Tag!

Kapitel 5. Tipps und Tricks

Wenn du gerne mit Musik trainierst, dann schau dir doch bei YouTube diese kostenlosen Videos an. Einige haben sogar integrierte Timer, die dir die Pausen und Starts in deinem Training anzeigen. Musik ist ein toller Motivator und so macht das Training richtig Spaß!

- https://youtu.be/7FX-0gtVbkY

- https://youtu.be/8991DsnDgbo

- https://youtu.be/V6TFGAqd6tc

- https://youtu.be/6sta_T-qres

- https://youtu.be/NxqMXGN07ls

Schau auch mal in deinem Appstore vorbei - dort gibt es einige für dein Training kostenlose und nützliche Apps wie

- Tabata Timer for HIIT

- Tabata Timer With Music

- My Tabata Timer

- Tabata Timer and HIIT Timer

- Tabata Sport Intervall Timer

Hast du die Möglichkeit mit jemandem zusammen zu trainieren? Mit deinem Partner oder einer Freundin? So könnt ihr euch gegenseitig motivieren und das Training macht gleich doppelt so viel Spaß!

Um motiviert zu bleiben kannst du ein ein "Erfolgs-Tagebuch" führen, in dem du deine Erfolge festhältst und dir deine Ziele notierst.

Kapitel 6: Dein 7-Tage-Plan

Nun bist du bereit für deinen persönlichen 7-Tage-Plan!

Sobald du dich an die Übungen gewöhnt hast kannst du deinen Trainingsplan nach deinen Wünschen, Vorlieben, Stärken und Schwächen ändern und anpassen. Hier sind deiner Phantasie keine Grenzen gesetzt!

Jede Trainingseinheit sollte ein Warm-Up vorausgehen und von einem Cool-Down gefolgt werden.

Führe jede Übung zwanzig Sekunden lang aus und gönne dir dann zehn Sekunden Pause, in denen du dich auf die nächste Übung vorbereitest.

Montag

Deine Übungen:

1. 20 Sekunden Übung Seilspringen und 10 Sekunden Pause

2. 20 Sekunden Übung Tischziehen und 10 Sekunden Pause

3. 20 Sekunden Übung Cross Bike und 10 Sekunden Pause

4. 20 Sekunden Übung SitUps und 10 Sekunden Pause

5. 20 Sekunden Übung Kreuzheben und 10 Sekunden Pause

6. 20 Sekunden Übung Planke und 10 Sekunden Pause

7. 20 Sekunden Übung Squats und 10 Sekunden Pause

8. 20 Sekunden Übung Beinschere und 10 Sekunden Pause

Frühstück:

Zwei Scheiben Vollkornbrot mit Magerquark oder Frischkäse, verfeinert mit Gewürzen und Kräutern, dazu einen stoffwechselfördernden grünen Tee mit maximal einem TL Honig. Wahlweise mit einem Naturjoghurt mit 1,5% Fett.

Mittagessen:

Kichererbsen Curry.

Abendessen:

Gemischter Salat mit Hähnchenbrust.

Dienstag

Deine Übungen:

1. 20 Sekunden Übung Boxjumps und 10 Sekunden Pause

2. 20 Sekunden Übung Lunges und 10 Sekunden Pause

3. 20 Sekunden Übung Klimmzüge und 10 Sekunden Pause

4. 20 Sekunden Übung Bodyrocks und 10 Sekunden Pause

5. 20 Sekunden Übung High Kicks und 10 Sekunden Pause

6. 20 Sekunden Übung Roboter und 10 Sekunden Pause

7. 20 Sekunden Übung Squats und 10 Sekunden Pause

Frühstück: Zwei Scheiben Roggenknäckebrot mit einem Teelöffel Marmelade und einen Kräutertee mit maximal einem TL Honig.

Mittagessen: Wokgemüse mit Reis

Abendessen: Ein bunter Salat mit Thunfisch.

Mittwoch

Trainingspause

Frühstück: 150gr Naturjoghurt mit 1,5% Fett dazu Rosinen und Heidelbeeren. Kombiniere dies mit einem frisch gepressten Gemüsesaft.

Mittagessen: Reis mit Ratatouille.

Abendessen: Gemüse mit Kräuterquarkdip und einer Portion Möhrensalat.

Donnerstag

Deine Übungen:

1. 20 Sekunden Übung High Jumps und 10 Sekunden Pause

2. 20 Sekunden Übung Squats und 10 Sekunden Pause

3. 20 Sekunden Übung Planke und 10 Sekunden Pause

4. 20 Sekunden Übung Beinschere und 10 Sekunden Pause

5. 20 Sekunden Übung SitUps und 10 Sekunden Pause

6. 20 Sekunden Übung Bodyrocks und 10 Sekunden Pause

7. 20 Sekunden Übung Tischziehen und 10 Sekunden Pause

8. 20 Sekunden Übung Cross Bike und 10 Sekunden Pause

Frühstück:

Ein Vollkornbrötchen mit fettreduziertem Kräuterquark, Putenaufschnitt und Gemüse. Dazu ein Glas frisch gepressten Gurkensaft.

Mittagessen: Vietnamesische Sommerrollen mit Soja-Dip.

Abendessen: Ein Tomatensalat mit Mozzarella.

Freitag

Deine Übungen:

1. 20 Sekunden Übung Sprint und 10 Sekunden Pause

2. 20 Sekunden Übung Skorpion und 10 Sekunden Pause

3. 20 Sekunden Übung Bodyrocks und 10 Sekunden Pause

4. 20 Sekunden Übung Roboter und 10 Sekunden Pause

5. 20 Sekunden Übung High Kiks und 10 Sekunden Pause

6. 20 Sekunden Übung Tischziehen und 10 Sekunden Pause

7. 20 Sekunden Übung Kettlebell und 10 Sekunden Pause

8. 20 Sekunden Übung Kreuzheben und 10 Sekunden Pause

Frühstück: 5EL Haferflocken mit 100ml Milch mit 1,5%Fett erwärmen und etwas Obst hinzugeben. Dazu einen Kräutertee mit maximal einem TL Honig.

Mittagessen: Hauchdünne Crêpes mit Apfelmus.

Abendessen: Ein gemischter Salat mit Mais, Gurken und Tomaten garniert mit Garnelen.

Samstag

Trainingspause

Frühstück: Zwei Scheiben Mehrkornbrot mit fettreduziertem Frischkäse und 200 ml Orangensaft. Wahlweise mit einem Naturjoghurt mit 1,5% Fett.

Mittagessen: Naturreis mit Champions und Putenbrust.

Abendessen: Ein leichter Nudelsalat mit Feta.

Sonntag

Trainingspause

Frühstück: Zwei Scheiben Mehrkornbrot, fettreduzierter Käse, eine Tomate und ein kleines Stück Brie. Dazu Grünen Tee mit maximal einem TL Honig.

Mittagessen: Vollkornbaguette mit Tomate, Mozzarella und Pesto. Abendessen:

Diesen Plan kannst du auch für deine zweite Trainingswoche nutzen!

Deine Ernährung

Um einen maximalen Trainingserfolg zu erzielen musst du neben dem Training auch auf deine Ernährung achten.

Eine gesunde Ernährung beinhaltet Frühstück, Vormittagssnack, Mittagessen, Nachmittagssnack und Abendessen.

Achte ganz besonders darauf mindestens 2 Liter stilles Wasser am Tag zu trinken!

Um möglichst wenig Kalorien zu dir zu nehmen musst du vor allem zu Beginn deines Trainings auf die Zusammensetzung deiner Mahlzeiten achten.

Falls du zwischen deinen Hauptmahlzeiten Hunger verspüren solltest kannst du dir einen leckeren kalorienarmen Snack wie Gemüsesticks, Reiswaffeln, Naturjoghurt mit Beeren oder Buttermilch gönnen.

Wie dir sicherlich bekannt ist solltest du einen großen Bogen um vorgefertigte, frittierte oder stark zuckerhaltige Speisen machen. Auch Kaffee und Alkohol gehören zu den zu vermeidenden Lebensmitteln. Beim Zubereiten deiner Speisen solltest du darauf achten so wenig Öl wie möglich zu verwenden. Wichtig für deine Gesundheit ist auch eine hohe Qualität deiner Lebensmittel.

Die vietnamesische Küche bietet vielfältige kalorienarme und sehr gesunde Speisen. Wenn du während deiner Trainingsphase also auswärts essen gehst kannst du ohne Probleme etwas geeignetes in vietnamesischen Restaurants finden.

Schlusswort

Hast du die erste Woche deines Trainingsplans erfolgreich absolviert? Herzlichen Glückwunsch! Dies war der erste Schritt in dein neues Leben mit mehr Fitness und deinem Traumkörper. Verliere dein Ziel nicht aus den Augen und bleib motiviert - es lohnt sich!

Dein neues Gesundheitsbewusstsein wird dich immer wieder neu herausfordern. Du wirst über Grenzen gehen und deinen Horizont erweitern.

Ich hoffe, das Training hat dir Spaß gemacht und du konntest nach der ersten Woche schon erste Erfolge bei deiner Gewichtsabnahme und Fitnesssteigerung sehen.

Ich würde mir wünschen, dass du weiterhin daran arbeitest deine körperlichen Ziele zu erreichen und einen gesunden Lebensstil beibehältst.

Das Einhalten und Durchhalten des Trainings erfordert eine Menge mentaler und körperliche Stärke und wird dich zu einem kraftvolleren Menschen machen!

BASISCHE ERNÄHRUNG

Einleitung

In den letzten Jahren ist das Bewusstsein für eine gesunde Ernährung enorm gestiegen. Es gibt unzählige Theorien und Ernährungsweisen, die einen gesunden Lebensstil unterstützen. Immer mehr wissenschaftliche Studien über die verschiedenen Ernährungsweise werden durchgeführt und es gibt eine Vielzahl von Möglichkeiten sich gesund zu ernähren und die Lebensqualität zu maximieren. Die Lebensmittelindustrie reagiert darauf, indem es immer mehr gesunde Lebensmittel auch in Discounter Lebensmittelläden gibt. Es ist also nicht mehr aufwändig oder anstrengend sich gesund zu ernähren. In unserer westlichen Gesellschaft ist das Thema „gesunde Ernährung" mittlerweile fest etabliert und die fraglichen Produkte mit minderer Qualität der Massenproduktion stehen immer mehr in der Kritik. Wir haben in der westlichen Welt ein unglaubliches Überangebot von Lebensmitteln, dass uns die Möglichkeit gibt und zwischen all den gesunden Lebensstilen den für uns passenden auszusuchen. Viele Menschen beschäftigen sich mit der Aussagekraft von Bio-Siegeln, mit genmanipulierten Lebensmitteln, fair gehandelten Produkten, regional hergestellten Produkten, Zusatzstoffen in Lebensmitteln, die Vermeidung von Verpackungsmüll, eine ökologisch nachhaltige Landwirtschaft und die massiven Auswirkungen der Ernährung auf unseren Körper und unsere Psyche.

Bedingt durch die Evolution ist der Mensch ein Allesfresser, was uns das Überleben gesichert hat. Wer aus einer großen Masse an verschiedenen Lebensmitteln auswählen kann, hat gute Chancen seine Rasse auf dieser Welt zu etablieren und auszubreiten. Allerdings ist immer noch nicht restlos geklärt, was die für den Menschen perfekte Ernährungsweise ausmacht. Der menschliche Körper und die Stoffwechselprozesse sind so unglaublich komplex und von Mensch zu Mensch verschieden, dass keine exakt einheitlichen Angaben gemacht werden können. Allerdings ist man sich darüber einig, dass die zunehmende Anzahl an Umweltgiften, die Umstellung der Lebensweise zu mehr Stress und Druck und die wachsende Fülle an zuckerhaltigen Lebensmittel für den Mensch stark schädigend ist. Auch die zunehmende Verfügbarkeit von stark raffinierten und zuckerhaltigen Lebensmitteln führt zu einer Vielzahl von negativen Effekten auf den menschlichen Organismus. Die zunehmende Bereitschaft und Forderungen durch den Arbeitsalltag haben die Zeit für frisch zubereitete Speisen und eine ausgewogene natürliche Ernährung minimiert, weswegen viele Menschen auf Fertigprodukte zurück greifen. Die Zusatzstoffe und der hohe Zuckeranteil sorgen bei vielen Menschen für eine Übersäuerung des Körpers. Die Übersäuerung des Körpers basiert auf einem unausgewogenen PH-Wert im Körper. Dies ist mit ein Grund, warum die Basische Ernährung immer mehr zum Trend wird. Die Basische Ernährung versorgt den Körper im Gegensatz zu stark übersäuerten Fertigprodukten mit stark basischen Lebensmittel, die den PH-Wert des Menschen wieder neutralisieren und für ein gesundes Milieu im Körper sorgen. Somit können Folgen einer langanhaltenden Übersäuerung entgegen gewirkt werden und Krankheiten vorgebeugt.

In diesem Buch wirst du alle Grundlagen der Basischen Ernährung kennen lernen: Wie sie wirkt, warum sie wirkt und welche Nahrungsmittel basisch sind. Welchen Einfluss hat die Basische Ernährungsweise auf den Körper, warum werden wir durch die Basische Ernährung gesünder? Die Antworten, viele praktische Tipps für den Alltag und basische Rezepte findest du in diesem Buch, damit du die Basische Ernährung problemlos und aufwandfrei in dein Leben integrieren kannst.

Kapitel 1: Die Geschichte und Grundlagen der

Basischen Ernährung

Eine stark Säurebildende Ernährung schafft ein für Krankheiten wie Krebs ideales Milieu. Verstopfte Blutgefäße, Bluthochdruck und Schlaganfälle können die Folgen sein. Durch verstopfte Blutgefäße in den Augen kann es zu geplatzten Äderchen im Auge und zu einer Verschlechterung der Sehleistung kommen. Säuren, die sich im Haarboden einnisten, können Haarausfall verursachen. Zusätzlich wird durch eine Übersäuerung des Körpers Fett angesetzt, da Fettzellen Schlacken einlagern zum Schutz vor Übersäuerung. Eine langanhaltende Übersäuerung hat negative Auswirkungen auf alle Organe des Körpers, da sie nicht mehr ausreichend mit Nährstoffen versorgt werden können. Auch Nieren-, Blasen- und Gallensteine können eine weitere negative Folge sein, sowie Gicht, Altersflecken, Cellulite, faltige Haut, Arthritis und Rheuma. Bakterien und Pilze fühlen sich in einem übersäuerten Körper sehr wohl und können sich wunderbar vermehren – mit verheerenden Folgen für uns. Erkältungen, grippale Infekte, Allergien, Migräne, Kopfschmerzen, Entzündungen und Hautausschläge werden begünstigt.

Die Geschichte der Basischen Ernährung

Die Vorteile der Basischen Ernährung werden schon seit dem Jahr 1910 propagiert. Bis jetzt wurden die positiven Effekte auf den Körper jedoch nicht wissenschaftlich bewiesen. Der amerikanische Arzt Dr. Howard Hay begann Lebensmittel nach den Kategorien PH-neutral, basisch und sauer zu ordnen. Die sauren Lebensmittel sollten im Ernährungsplan möglichst nicht vorkommen, da diese zu einer Übersäuerung des Körpers beitragen und das Säure-Basen-Gleichgewicht aus der Balance gerät. Säuren werden in Form von Schlacken im Körper angesammelt, die nicht mehr ohne weiteres ausgeschieden werden können und somit den Körper langsam vergiften. Die Folge dessen können Burn Out, Migräne, chronische Erschöpfungszustände, Arthritis, Rückenschmerzen, Rheuma, Gicht, Herz-Kreislauf-Erkrankungen, Krebs, Neurodermitis und Osteoporose sein. Generell sollte eine

Basische Ernährung aus zwei Dritteln Base bildenden Lebensmittel und aus einem Drittel Säure bildenden Lebensmittel bestehen, um im Körper ein gesundes Säure-Basen-Gleichgewicht aufrechtzuerhalten und eine schädliche Übersäuerung zu vermeiden.

Der niederländische Arzt Franz de le Boe behandelte seine Patienten schon im 17. Jahrhundert auf der Basis von Säuren und Laugen. So wollte er eine Harmonisierung der Körpersäfte erreichen. Dieser Ansatz wurde unter anderem von dem amerikanischen Arzt Dr. Howard Hay und Otto Warburg aufgegriffen. Auch der österreichische Arzt Franz Xaver Mayr war ein Befürworter der Basischen Ernährungsweise, da er der Meinung war, dass ein zu saures Milieu im Körper die Ausbreitung und Entstehung von Krebszellen begünstigt. Er konzipierte die „Mayr-Kur", die heute nicht mehr empfohlen wird und prägte den Satz „Die Säure ist das Zellgift schlechthin". Der schwedische Biochemiker Ragnar Berg kam durch seine Forschungen zu dem Fazit, dass eine langanhaltende Übersäuerung des Körpers zum Säuretod führen kann. Auch der Arzt Ernst Leopold Salkowski kam durch seine Forschungen zu diesem Ergebnis. Im Jahr 1927 veröffentlichte der amerikanische Arzt Alfred McCann das Buch „Kultursiechtum und Säuretod", dass die Folgen einer Übersäuerung des Körpers aufgrund säurehaltiger Lebensmittel behandelt. Es gibt also jahrhundertelange Forschung über die Basische Ernährungsweise, aber keine aktuellen modernen Forschungsergebnisse, die die positive Wirkungsweise bestätigen.

Alles auf diesem Planeten hat einen PH-Wert. Dieser Wert gibt an, ob etwas eine Säure oder eine Base ist. Der PH-Wert reicht von 0-14, dabei zeigt ein Wert von 0-6,9 eine Säure an und alles von 7-14 zeigt eine Base an. Reines Wasser ist PH-neutral und hat einen Wert von 7.

Auch dermenschliche Körper hat einen PH-Wert, allerdings ist dieser nicht in allen Körperregionen gleich. Beispielsweise herrscht im Magen ein saures Milieu vor, um die dort eintreffenden Lebensmittel zu zersetzen. Die zersetzten Lebensmittel gelangen von dort dann in den Darm, wo ein basisches Milieu vorherrscht. Symptome wie Sodbrennen zeigen beispielsweise eine Übersäuerung des Magens an. Die Nieren und Lungen senden im Falle einer Übersäuerung Stoffe aus, um den Säure-Basen-Haushalt wieder ins Gleichgewicht zu bringen.

Das Ziel der Basischen Ernährungsweise ist nicht primär die Gewichtsreduktion, aber in den allermeisten Fällen ist eine Gewichtsreduktion ein positiver Nebeneffekt der Basischen Ernährung. Das Hauptziel der Basischen Ernährung ist eine Verbesserung des Gesundheitszustandes. So sollen Krankheiten gelindert werden. Die Basische Ernährungsweise ist also keine „Diät", sondern eine langfristige und dauerhafte Ernährungsumstellung für die Verbesserung der psychischen und physischen Gesundheit.

Die Grundlagen der Basischen Ernährung

Was ist eigentlich eine Base und was ist eigentlich eine Säure? Und wie wirken Säuren und Basen auf den menschlichen Körper ein?Um die Basische Ernährungsweise zu verstehen, ist es von Vorteil die biochemischen Vorgänge zu kennen.

Säuren geben Protonen, auch Wasserstoffionen (H+) genannt, ab. Je leichter sie diese abgeben, desto stärker ist die Säure. Je mehr dieser Protonen sich in einer Lösung befinden, desto saurer ist sie. Diese Säure kann durch Hydroxylionen (OH) neutralisiert werden. Um das Verhältnis von Wasserstoffionen und Hydroxylionen in einer Lösung anzugeben wird der PH-Wert verwendet. Wenn sich in einer Lösung gleich viele Hydroxylionen und Wasserstoffionen befinden, entsteht Wasser (H2O). Ein PH-Wert, der niedriger als 7 ist, beschreibt also, dass mehr saure Wasserstoffionen in einer Flüssigkeit vorhanden sind. Ein PH-Wert, der höher als 7 ist, beschreibt eine basische Flüssigkeit mit einem Überschuss an basischen Hydroxylionen.

Das ist die grundsätzliche Erklärung für den PH-Wert, der dir dabei hilft die Basische Ernährung und die Vorgänge in deinem Körper besser zu verstehen.

Im menschlichen Körper gibt es vier Regionen mit verschiedenen PH-Werten:

1. Der Mund! Die Verdauung beginnt im Mund. Durch das Kauen und Enzyme im Speichel beginnt die Zersetzung von Lebensmitteln bereits im Mund. Um möglichst viele Enzyme in die Nahrung zu befördern, sollte man sich beim Kauen Zeit lassen. Im Mund sollte ein PH-Wert von 7-7,1 vorherrschen,

also neutral bis basisch. Ein übersäuertes Milieu im Mund sorgt für Mundgeruch und einenunangenehmen Geschmack im Mund. Außerdem wird die Nahrung nicht mehr optimal zersetzt und es kann zu Schäden an den Zähnen kommen.

2. Der Magen! Der nächste Schritt in der Verdauung geschieht im Magen. Dort ist ein saurer PH-Wert unter 7 notwendig, damit die Magensäure die Nahrung weiter in ihre Einzelteile zerlegen kann. Ist das Milieu im Magen zu sauer kommt es zu Übelkeit oder Sodbrennen.

3. Der Darm! Die dritte Station unserer Nahrung ist der Darm. Für eine optimale Verdauung ist ein leicht basisches Milieu perfekt. Falls der PH-Wert hier nicht ideal ist, kann es zu einer ganzen Reihe von unschönen Symptomen kommen. Einige davon sind Nährstoffmangel aufgrund der mangelnden Zersetzung der Nahrung, Hautprobleme, Verdauungsschwierigkeiten und vieles mehr!

4. Das Blut! Nachdem die aufgenommene Nahrung im Darm verdaut wurde, also in ihre Einzelteile aufgespalten wurde, gelangen die nützlichen Nährstoffe durch die Darmwand ins Blut. Die unnützen Stoffe werden ausgeschieden. Falls im Darm ein saures Milieu vorherrscht, wird durch die sauer angereicherten Nährstoffe das Blut auch sauer. Da das Blut den gesamten Organismus mit Nährstoffen versorgt, wird so der gesamte Körper übersäuert. Ein optimaler PH-Wert für das Blut liegt zwischen 7,35-7,45. Durch einen massiven Nieren- oder Lungenschaden können diese PH-Werte unter 7,35 fallen.

Bereits Veränderungen des PH-Werts des Bluts von 0,01 können große Auswirkungen auf den gesamten Körper und das Wohlbefinden haben. Die Übersäuerung des Blutes mit einem PH-Wert unter 7,35 wird auch Azidose genannt und die zu basische Zusammensetzung des Blutes mit einem PH-Wert über 7,45 wird Alkalose genannt.

Im Blut gibt es einige Puffersubstanzen wie Bikarbonat, die im Falle einer temporären Übersäuerung den Basen-Säure-Haushalt wieder ins Gleichgewicht bringen. Diese Puffersubstanzen werden unschädlich gemacht und vom Körper entsorgt. Eine Möglichkeit saure Stoffe auszuscheiden ist über die Lunge. Im Blut werden Säuren durch chemische Umwandlungsprozesse in Kohlendioxid umgewandelt und in die Kapillaren der Lunge transportiert. Dann kann das Kohlendioxid beim Ausatmen ausgeschieden werden. Dies ist der Grund warum man einen übersäuerten Körper an schlechtem Atem erkennen kann. Eine weitere Möglichkeit Säuren auszuscheiden ist über die Niere. Wasserstoffionen und Ammoniumionen werden durch Urin ausgeschieden.

Um den genauen PH-Wert des Blutes zu bestimmen, muss arterielles Blut oder venöses Kapillaren-Blut entnommen werden. Die exakte Bestimmung des PH-Wertes geschieht also beim Arzt. Für eine langfristige Beobachtung des PH-Werts sind also regelmäßige Blutuntersuchungen alle paar Monate sinnvoll. Auch die Messung anhand von PH-Streifen, die den PH-Wert im Urin messen können eingesetzt werden. Diese Art der PH-Wert Kontrolle ist jedoch umstritten, da der Säuregehalt im Urin stark schwankt und keine umfassende Aussagekraft über die PH-Werte im Körper liefern kann. Manche Experten gehen sogar so weit, dass sie eine PH-Wert Messung durch das Blut als nicht vollständig repräsentativ für den Körper ansehen, da es im Körper bekanntlich mehr als einen PH-Wert zu messen gibt. Da es immer noch keine perfekte Messungsmethode für die Feststellung der idealen PH-Werte im Körper gibt, ergibt es an dieser Stelle Sinn sich vor allem auf sein eigenes Körpergefühl zu verlassen. Das zuverlässigste Anzeichen für einen gesunden PH-Wert im Körper ist Gesundheit und Wohlbefinden!

Was passiert also im Körper, wenn wir extrem Säurebildende Lebensmittel zu uns nehmen? Eine herkömmliche Fertig-Pizza im Supermarkt enthält eine ganze Reihe Säurebildender Inhaltsstoffe: Weizenmehl, Käse, Geschmacksverstärker, Konservierungsmittel und vieles mehr. Diese Säuren gelangen nun in den Mund, den Magen und den Darm, wo sie schließlich zersetzt und ins Blut abgegeben werden. Im Blut müssen diese Säuren dann neutralisiert werden, damit die Zellen im Körper nicht von den Säuren geschädigt werden. Mineralien wie Calcium, Kalium oder Magnesium können diese Säuren neutralisieren. Da diese Mineralien auch an anderen Bereichen des Körpers benötigt werden, kann es bei chronischer Übersäuerung somit zu Nährstoffmangel kommen!

Kapitel 2: Die Praxis

Nun kommen wir zum praktischen Teil der Basischen Ernährung, jetzt wo du alle nötigen Hintergrundinformationen hast! Hier wirst du einige Beispiele und Definitionen für Basische Lebensmittel finden. Da es in regelmäßigen Abständen neue wissenschaftliche Erkenntnisse über Basische Lebensmittel und die Basische Ernährungsweise gibt, ist es sinnvoll sich über die Basischen Lebensmittel im Internet zu informieren.

Eine kurzzeitige rein Basische Ernährung ist zum Entschlacken des Körpers optimal geeignet, jedoch nicht für eine dauerhafte gesunde Ernährungsweise. Die basische Ernährung zielt vor allem auf eine Ernährung mit einem Überschuss an basischen Lebensmittel ab, so dass basische und Säure bildende Lebensmittel in einem Verhältnis von 80:20 oder 70:30 stehen.

Falls es bei einem Essen bei Freunden Mahlzeiten gibt, die nicht in diesem 80:20 oder 70:30 Verhältnis stehen, dann ist das nicht schlimm. Dein Körper kann dies ohne weiteres verkraften und die Teilnahme an sozialen Aktivitäten sollte bei einem solchen Essen im Vordergrund stehen.

Es gibt Extremformen der Basischen Ernährungsweise, wie das vegane basische Fasten oder das rohköstliche basische Fasten von 10 bis 14 Tagen. Dies wirkt vor allem entgiftend und eignet sich wunderbar für einen Start in ein neues Leben mit einer überwiegend basischen Ernährung oder einer Kur zwischendurch!

Eine weitere Idee ist, einen festen Tag in der Woche ausschließlich basische Lebensmittel zu verzehren. Als Ausgleich zu Tagen an denen schlechte Säure bildende Lebensmittel verzehrt wurden. In unserem Alltag ist es nicht immer einfach eine besondere Ernährungsweise tagtäglich beizubehalten. Treffen mit Freunden, Festlichkeiten oder andere Anlässe können unsere Ernährungspläne durcheinander bringen und das sollen sie auch! Genieße ohne Reue oder schlechtes Gewissen auch diese Mahlzeiten, die nicht in deinen Ernährungsplan passen. Du solltest dich nicht selbst aufgrund von einer besonderen Ernährungseinstellung von sozialen Aktivitäten ausschließen. Es ist nicht notwendig auf einen Grillabend mit Freunden zu verzichten oder anderen die eigene Ernährungsweise aufzudrängen. Sorge vielmehr dafür, dass du zu Hause deine Basische Ernährungsweise meisterst und ab und an einen ausschließlich basischen Tag einlegst. Gehe deine Ernährung entspannt an und setzte dich nicht selbst mit unrealistischen Zielen unter Druck. Essen soll Spaß machen!

Die Basische Ernährung bietet dir viele gesundheitliche Vorteile. Dein Blutdruck wird sich stabilisieren, die PH-Werte in deinem Körper werden reguliert und Gelenkschmerzen, Gicht, Cellulite, Karies, Krebs, Rheuma und viele weitere Krankheiten können gelindert oder sogar geheilt werden, wenn ein gestörtes Säure-Basen-Verhältnis ursächlich für die Krankheit ist. Durch die vielen Mineralstoffe und Vitamine versorgst du deinen Körper optimal mit Nährstoffen, was präventiv gegen Erkältungskrankheiten und Alterskrankheiten wirkt. Nach einiger Zeit der Entwöhnung von Geschmacksverstärkern wird sich dein Geschmackssinn regenerieren und du wirst verschiedene Geschmacksnuancen wieder viel intensiver wahrnehmen! Auch das Verhältnis zu Lebensmitteln und der Zubereitung der Nahrung wird sich positiv verändern. Neben der Wertschätzung von bestimmten Lebensmitteln und dem intensiven Auseinandersetzen mit den Bestandteilen der Nahrung, wirst du einige neue Zubereitungsformen von Lebensmitteln kennen lernen. Allgemein positive Effekte sind mehr Energie und Gewichtsverlust. Da es sich um eine langfristige und hoffentlich dauerhafte Ernährungsumstellung handelt, kann es nicht zu dem berühmten „Jojo-Effekt" kommen! Du wirst also dein Idealgewicht einfach halten können.

Basische Lebensmittel

Basische Lebensmittel enthalten viel Kalium, Magnesium, Eisen, Kalzium und Natrium. Diese Mineralstoffe können Säuren neutralisieren. Auch weisen diese Lebensmittel einen geringen Wert an Säure bildenden Aminosäuren auf und regen die körpereigene Basenbildung an. Basische Lebensmittel hinterlassen keinerlei Stoffwechselrückstände im Körper und regen durch ihren hohen Anteil an entzündungshemmenden Antioxidantien die Vitalisierung des Körpers an. Die meisten Basischen Lebensmittel weisen zudem einen hohen Wasseranteil auf, was beim Ausschwemmen von Säuren und Schlacken über die Nieren hilfreich ist.

Basische Lebensmittel sind:

- Basenpulver

- Saftpulver

- Samen

- Körner

- Algen, wie Spirulina und Chlorella

- Tee, wie Hagebutte, Salbei, Rooibos, Fenchel, Pfefferminz, Kamille und Grüner Tee

- Rohmilch, Buttermilch, Butter, Sahne

- Trockenfrüchte

- Bienenhonig

- Gemüse, wie Algen, Artischocke, Avocado, Austernpilze, Auberginen, Blattsalate, Blumenkohl, Bohnen, Chicorée, Chinakohl, Champions, Erbsen, Endivien, Erdmandel, Esskastanie, Fenchel, Frühlingszwiebel, Feldsalat, Gräser, Grünkohl, Gurken, Kürbis, Kräuter, Kohl, Kohlrabi, Kartoffeln, Lauch, Linsen, Löwenzahn, Möhren, Mangold, Morchel, Okraschoten, Oliven, Pfifferlinge, Paprika, Pastinaken, Radieschen, Rosenkohl, Rotkohl, Rote Beete, Rhabarber, Rettich, Sellerie, Sprossen, Spinat, Spitzkohl, Schwarzwurzel, Schalotten Süßkartoffel, Steinpilze, Spargel, Shiitake, Steinpilz, Tomaten, Trüffel, Zucchini und Zwiebeln

- Reifes Obst, wie Ananas, Aprikosen, Apfel, Bananen, Birne, Clementinen, Datteln, Erdbeeren, Feigen, Grapefruits, Honigmelone, Himbeeren, Heidelbeeren, Johannisbeeren, Kirschen, Kiwi, Limette, Mango, Mirabellen, Mandarinen, Nektarinen, Orangen, Pampelmuse, Pflaumen, Preiselbeeren, Pfirsiche, Sauerkirschen, Stachelbeeren, Trauben, Quitten, Weintrauben, Wassermelone, Zwetschgen und Zitronen

Die 10 basischsten Lebensmittel sind Schwarzer Rettich, Oliven, Keimlinge, Erdmandel, Sesam, Sesam-Salz, Bananen, Äpfel, Kartoffeln und frische Kräuter. Schwarzer Rettich lässt sich wunderbar geraspelt oder sehr fein geschnitten in Salaten und Dips verwenden. Je dunkler die Oliven sind, desto basischer sind sie. Achte beim Kauf darauf, dass die Oliven nicht mit Eisencluconat eingefärbt wurden, das macht sie zwar schwarz, aber nicht basisch. Keimlinge sind frisch gekeimte Samen, die sich ideal in Brot, Müsli oder Smoothies untermischen lassen. Die Erdmandel ist eine knollenartige Wurzel eines tropischen Grases. Aufgrund ihres süßen Geschmacks kannst du sie zum Backen oder Garnieren verwenden. Sesam ist nicht nur basisch, sondern enthält auch ungemein viele für den Körper wichtige Nährstoffe. In Smoothies, Müsli, Brot oder Desserts kannst du Sesam leicht unterbringen. Sesam-Salz ist auch unter dem Namen Gomasio bekannt und schmeckt leicht nussig. Ein toller Ersatz zu herkömmlichem Salz! Bananen haben einen hohen Anteil an Kalium, dies macht sie so unglaublich basisch. Sie eigenen sich wunderbar als Grundlage für Smoothies oder Desserts und machen dabei sehr satt. Äpfel kannst du sehr leicht in deine tägliche Ernährung einbauen als Snack zwischendurch, als Basis für Obstsalate, in Säfte, Smoothies und vielen anderen Formen. Sie sind wie Kartoffeln das ganze Jahr verfügbar. Frische Kräuter dürfen in keiner gesunden Küche fehlen. Wenn du einen grünen Daumen hast, kannst du sie auf deiner Fensterbank züchten, sodass du immer frische Kräuter zur Hand hast.

Schlechte Säure bildende Lebensmittel

Saure Lebensmittel schmecken nicht unbedingt sauer, sondern sie werden als saure Lebensmittel bezeichnet, weil sie die Bildung von Säuren im Körper auslösen. Säure bildende Lebensmittel enthalten einen hohen Anteil an Jod, Schwefel, Chlor und Phosphor, die im Körper zu Säuren umgewandelt werden. Tierische Produkte, Fertigprodukte, Süßigkeiten, Alkohol und Kaffee enthalten diese Mineralien. Zusätzlich enthalten sie Säure bildende Aminosäuren, die saure Stoffwechselrückstände im Körper zurück lassen. Der niedrige bis nicht vorhandene Vitamingehalt und Wassergehalt dieser Lebensmittel kann nicht zum basischen Ausgleich dieser Säure bildenden Eigenschaften führen.

Auch Mineralwasser und Milch sind Säure bildend, allerdings vertragen manche Menschen leichtes Mineralwasser, Rohmilch oder Ziegenmilch gut und können diese zu ihrer Basischen Ernährung hinzufügen.

Weitere schlechte Säure bildende Lebensmittel sind Essig, Ketchup, Speiseeis, Süßungsmittel, Senf, Sauerkonserven, tierische Produkte aus konventioneller Landwirtschaft und Zucker. Koffeinhaltige, Alkohol enthaltende und stark verarbeitete Lebensmittel finden also bei der Basischen Ernährung keinen Platz im Speiseplan. Getreideprodukte, wie Nudeln, Brot, Kuchen, Gebäck, Müsli und ähnliches, glutenhaltige Lebensmittel und Wurstersatzprodukte sind allesamt schlechte Säure bildende Lebensmittel, weswegen auch diese Lebensmittel bei der Basischen Ernährung nicht zum Speiseplan gehören.

Alkohol und Zigaretten gehören wohl mit zu den schlechtesten Säure bildenden Stoffen. Das Rauchen transportiert viele Säure bildenden Stoffe ins Blut und schränkt die Lungenfunktion enorm ein, wodurch die Säuren nicht mehr über die Atmung aus dem Körper entlassen werden können. Wer täglich Alkohol konsumiert, belastet seine Nieren enorm. Auch hier wird eine Menge Säure in den Körper transportiert, die durch die nicht mehr ideal funktionierenden Nieren nicht mehr ausgeschieden werden kann. Auch benötigt der Abbau von Alkohol Mineralstoffe wie Natrium, Zink, Magnesium und Kalzium, was auf lange Sicht zu einer Unterversorgung mit diesen Mineralien führt. Die zusätzlich entwässernde Wirkung von Alkohol ist mit ein Grund für eine nicht ausreichende Ausschwemmung von Säuren aus dem Körper.

Denn für die optimale Ausscheidung der Säuren ist eine Menge Wasser im Körper notwendig. Auch kann der Konsum von Alkohol dazu führen, dass das Milieu im Magen zu sauer wird, was Sodbrennen und ähnliche Symptome zur Folge hat.

Ein regelmäßiger, täglicher Konsum von Zigaretten und Alkohol wirkt stark Säure bildend und ist auch durch eine basische Ernährung nicht aufzufangen. Es ist nichts gegen gelegentliches Rauchen oder Trinken einzuwenden, solange dies nicht eine fest etablierte Routine ist. Wenn ein Glas Wein oder eine Gelegenheitszigarette beim Abend mit Freunden dazu gehört, dann solltest du dir dies auch ohne schlechtes Gewissen gönnen! Durch die Basische Ernährung hat dein Körper mehr als genügend Ressourcen um die Säuren abzufangen und auszuschwemmen! Vernachlässige deine sozialen Aktivitäten und Kontakte nicht aufgrund deiner Ernährung, dies wäre gleichbedeutend schädlich, wie eine Übersäuerung des Körpers.

Gute Säure bildende Lebensmittel

Nicht alle Säure bildenden Lebensmittel sind für den Körper schädlich. Einige Säure bildenden Lebensmittel benötigt der Körper sogar, weil sie zur Kategorie der guten Säure bildenden Lebensmittel gehören.

Ziel der Basischen Ernährung ist es diese guten Säure bildenden Lebensmittel mit in den Speiseplan aufzunehmen und die schlechten Säure bildenden Lebensmittel vom Speiseplan zu verbannen.

Gute Säure bildende Lebensmittel sind beispielsweise Fisch, Gerste, Dinkel, Nüsse, Hülsenfrüchte, Amaranth, Buchweizen, Hirse, Quinoa, Vollkorngetreideprodukte wie Bulgur und Couscous, Hafer und Haferflocken, naturtrüber Apfelessig, Vollkornreis, rohes Kakaopulver, Mais, Nüsse, pflanzliches Proteinpulver, Tofu und tierische Produkte aus ökologischer Landwirtschaft. Hier ist allerdings anzumerken, dass ökologisch produzierte tierische Produkte durch den Verzicht auf Zusatzstoffe, Pestizide und ähnlichem zu den guten Säure bildenden Lebensmitteln gezählt werden, während die tierischen Produkte aus nicht ökologischer Landwirtschaft zumeist eine Vielzahl von sauren Zusatzstoffen enthalten und somit nicht zu den guten Säure bildenden Lebensmitteln gezählt werden können.

Kapitel 3: Basische Rezepte für das Frühstück

Nachricht an den Leser

Lieber Leser, liebe Leserin,

leider hat dieses Buch nur Schwarz-Weiß Bilder. Wir hätten sehr gerne das Buch in Farbe drucken lassen, jedoch sind wir nur ein sehr kleiner Verlag. Daher sind die Druckkosten sehr hoch und wir hätten dieses Buch nicht unter 30€ anbieten können, was unangemessen teuer ist.

Als kleine Entschuldigung würden wir Ihnen gerne das Buch als PDF mit Farbbildern zusenden.

Schreiben Sie uns einfach eine E-Mail an:

dein.buecher.shop@gmail.com

Wir hoffen auf Ihr Verständnis.

Nun, da du die chemischen Grundlagen und die praktischen Hinweise zur Basischen Ernährung kennst, bist du nun bereit für Basische Rezepte!

Für die Zubereitung der Gerichte sind ein Standmixer, ein Entsafter und ein Dörrgerät von Vorteil. Die Zubereitung dieser Gerichte dauert im Durchschnitt länger als das Aufwärmen einer Fertigpizza. Wer das Kochen mit frischen Lebensmitteln gewohnt ist, dem wird die Umstellung nicht schwer fallen. Beim Zubereiten von basischen Mahlzeiten sind Kreativität und Lust am Kochen gefragt!

Lebensmittel, die auf keinen Fall zu einem Frühstück der Basischen Ernährung gehörensind Kaffee, Fleisch, Fisch, Käse, Wurst, Brotaufstrich, Backwaren oder Milchprodukte.

Was sich für ein Frühstück der Basischen Ernährungsweise eignet sind:

- Frisch gepresste Gemüsesäfte aus Möhren, Gurken und allem, was dir schmeckt!

- Frisch gepresste Grassäfte aus Weizen-, Dinkel, Kamut- oder Gerstengras. Oder einer Mischung dieser Gräser!

- Frisch gepresste Obstsäfte aus Ananas, Äpfeln oder Birnen.

- Frisch gepresste Obst-Gemüsesäfte, wie Apfel-Möhre-Zitronen-Saft

- Frisch zubereitete Smoothies wie Melone-Spinat-Zitrone-Smoothie.

- Frisch zubereitete Algendrinks aus Pulver von Spirulina, Chlorella oder Afa-Algen. Idealerweise ist die Basis dafür ein frisch gepresster Saft!

- Frisch zubereitete Fruchtshakes mit einem frischen Saft als Basis und einem Zusatz von Mandelmus, Kokosmus oder Chiasamen.

- Mandelmich

- Lupinenkaffee

- Früchte

- Frisch zubereitete Fruchtcreme, die aus frischen Früchten und Honig besteht, die in einem Mixer zu einer köstlichen Creme verarbeitet werden.

- Suppen

- Salate

- Gemüsesticks

- Gedämpftes Gemüse

- Brot aus Keimlingen

- Müsli aus Keimlingen und Obst

Bei der Zubereitung der Säfte, Fruchcremes, Fruchtshakes und Smoothies ist der Fantasie keine Grenze gesetzt!

Ein basenüberschüssiges Frühstück mit einem Verhältnis von 70:30 zu guten Säure bildenden Lebensmitteln kann beispielsweise aus basischem Brot mit Butter und Ei, einem frisch gepressten Gemüsesaft und einem Obstsalat bestehen.

Fruchtsalat

Du benötigst: ¼ Ananas, 1 Banane, ½ Mango, 200g Erdbeeren, etwas Wasser und eine Hand voll Mandeln.

So geht es: Schäle und schneide die Banane, die Ananas und die Mango in mundgerechte Stücke. Gebe das Obst in eine Schale. Mixe die Erdbeeren mit ein wenig Wasser im Mixer, bis eine cremige Erdbeersoße entsteht. Gieße diese Soße über deinen Fruchtsalat und garniere ihn mit den Mandeln. Fertig!

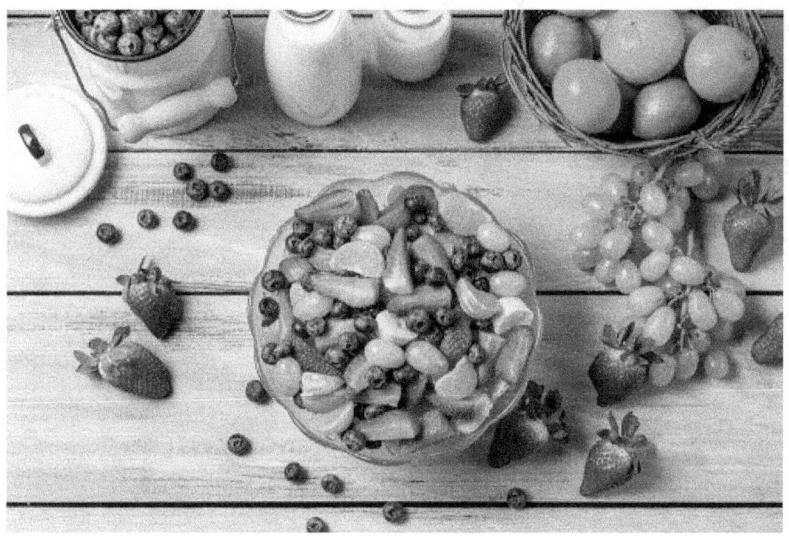

Möhrensaft

Du benötigst 500g Möhren, ½ Zitrone und ein kleines Stück Ingwer.

So geht es: Schäle den Ingwer und die Zitrone, schneide die Enden der Möhren ab. Gebe alles in einen Entsafter. Fertig!

Dieser Saft lässt sich natürlich mit allen nur denkbaren Früchten und Gemüse kombinieren und auch als Grundlage für Smoothies oder ähnliches nutzen.

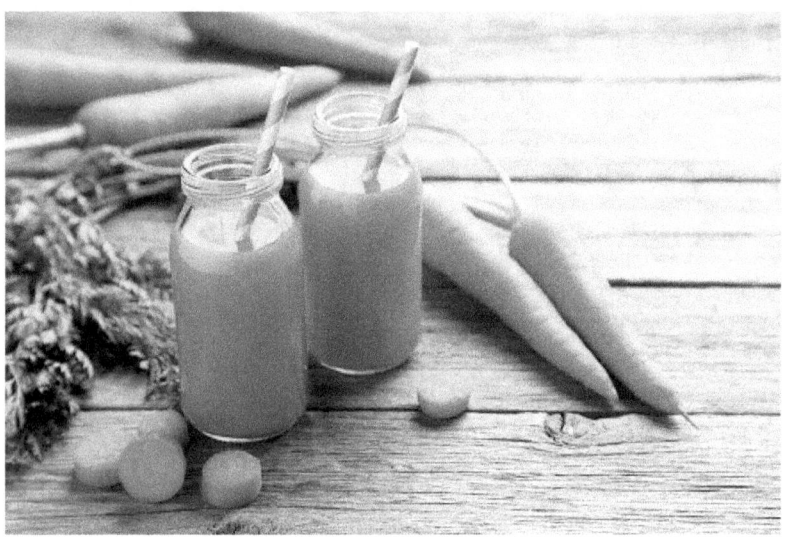

Spinat-Smoothie

Du benötigst: 200g Spinat, ¼ Zitrone, 350ml frisch gepressten Orangensaft oder Gurkensaft.

So geht es: Füge alle Zutaten in einen Mixer und verarbeite sie zu einem sämigen Smoothie.

Dieser Smoothie lässt sich mit allen Obst- und Gemüsesorten variieren!

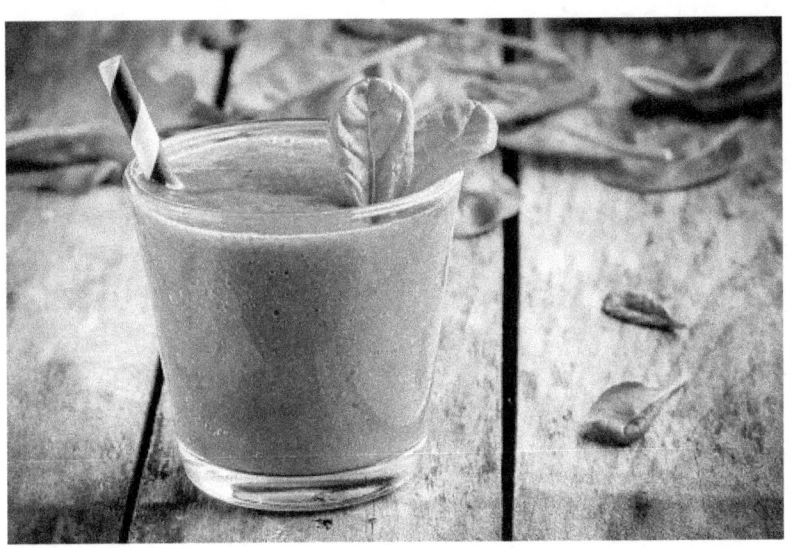

Frühstücks-Suppe

In asiatischen Ländern gibt es zum Frühstück auch Suppe, was wir in Europa so nicht unbedingt gewohnt sind. Leichte Brühen oder aufgewärmte Suppen vom Vortag eigenen sich wunderbar für ein reichhaltiges Frühstück!

Das benötigst du: 250g Kürbis, 2 Möhren, 1 Zwiebel, ein kleines Stück Ingwer, Öl zum Braten und Wasser. Brühpulver nach Belieben.

So geht es: Schäle das Gemüse und brate es in ein wenig Öl an. Gieße dann Wasser reinund lasse alles für einige Minuten köcheln, bis das Gemüse weich ist. Nach Belieben kannst du Brühpulver zur Suppe hinzufügen und diese pürieren. Fertig!

Suppen lassen sich auf vielfältige Weise mit eigentlich jedem Gemüse zubereiten!

Brot aus Keimlingen

Das benötigst du: Dörrgerät, Keimlinge, Mandeln, Kerne, Salz und etwas Wasser.

So geht es: Mische alle Zutaten zu einem eher trockenen Teig und gebe ihn portionsweise ins Dörrgerät. Nach 5 bis 10 Stunden kannst du dein Brot entnehmen und genießen!

Dieses Rezept lässt sich mit Trockenfrüchten, Gewürzen oder ähnlichem prima in herzhaften und süßen Varianten abändern. Auch durch die Variation der Dörrzeit kann von Knäckebrot bis Bratling alles hergestellt werden. Brot aus Keimlingen kannst du natürlich auch im Bioladen kaufen, achte dabei darauf, dass es kein Mehl enthält!

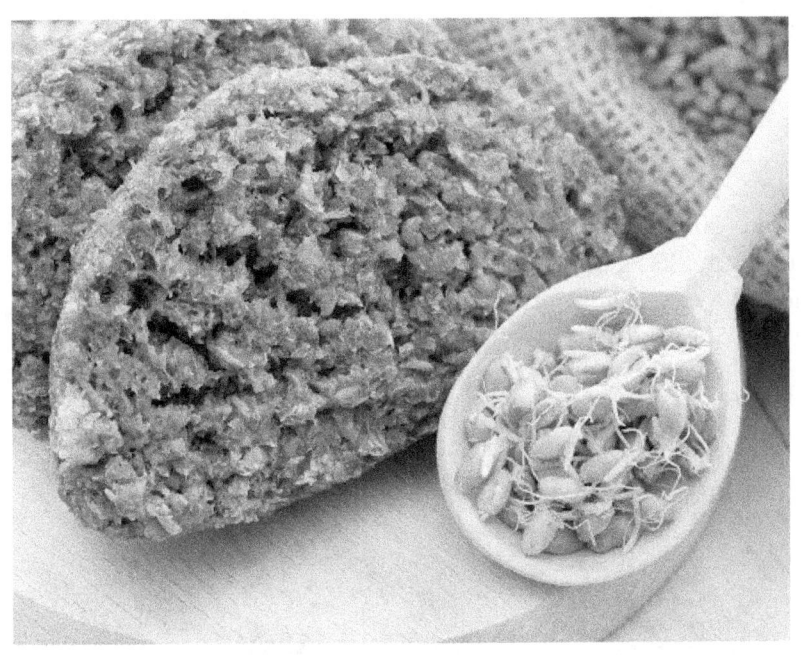

Frühstücks-Salat

Du benötigst: 3 Tomaten, ½ Gurke, 1 Paprika, 1 Avocado, frische Kräuter, ¼ Zitrone, Gewürze, etwas Wasser, Öl und Essig.

So geht es: Schneide das Gemüse bis auf die Avocado in mundgerechte Stücke und rühre eine Sauce aus Gewürzen, gehackten frischen Kräutern, Öl und Essig an. Gebe die Sauce über das Gemüse. Schäle und entkerne die Avocado, püriere sie dann mit einem Schuss Wasser, dem Saft der Zitrone und Gewürzen zu einer sämigen Creme. Reiche die Creme zum Salat. Fertig!

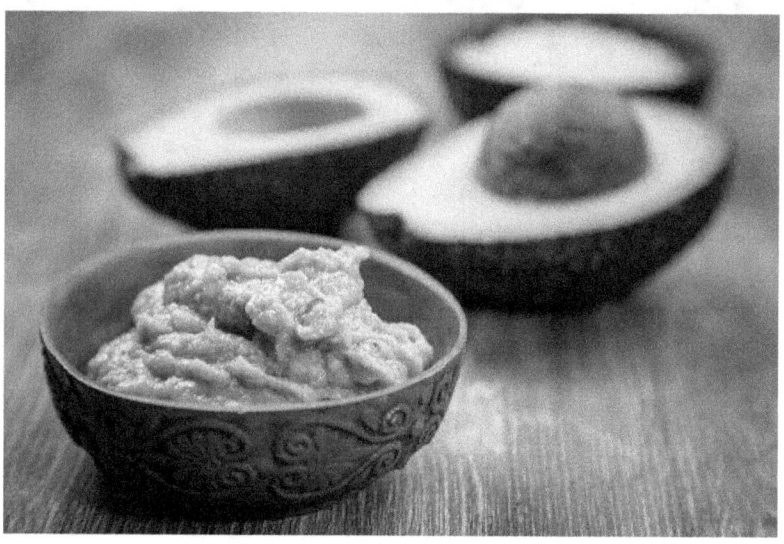

Müsli aus Keimlingen

Das benötigst du: Keimlinge, Mandelmilch, Obst nach Belieben.

So geht es: Die Keimlinge mit kleingeschnittenem Obst und Milch mischen. Genießen!

Es gibt unglaublich viele Möglichkeiten dieses Müsli zu variieren. Probiere doch einmal verschiedene Keimlinge mit verschiedenen Obstsorten aus!

Kapitel 4: Basische Snacks

Basische Snacks können mit ein wenig Lust zum Kochen selbst zubereitet werden.

Als basische Snacks eigenen sich Smoothies, Gemüsesticks mit Dip, Salate, Chia-Pudding und vieles mehr.

Im Folgenden erhältst du einige Anregungen in Form von Rezepten, die du ganz einfach nach Belieben variieren kannst!

Snack-Smoothie

Das benötigst du: 1 Apfel, ½ Banane, Saft von 2 Orangen, 1 TL Weizengraspulver, eine Handvoll Spinat, 1 EL Mandelmus, 200 ml Wasser.

So geht es: Mixe alle Zutaten so lange in einem Mixer, bis eine sämige Konsistenz erreicht ist. Fertig!

Dieser Smoothie lässt sich mit allen Obst- und Gemüsesorten, Kokosmus, Gewürzen oder ähnlichem variieren.

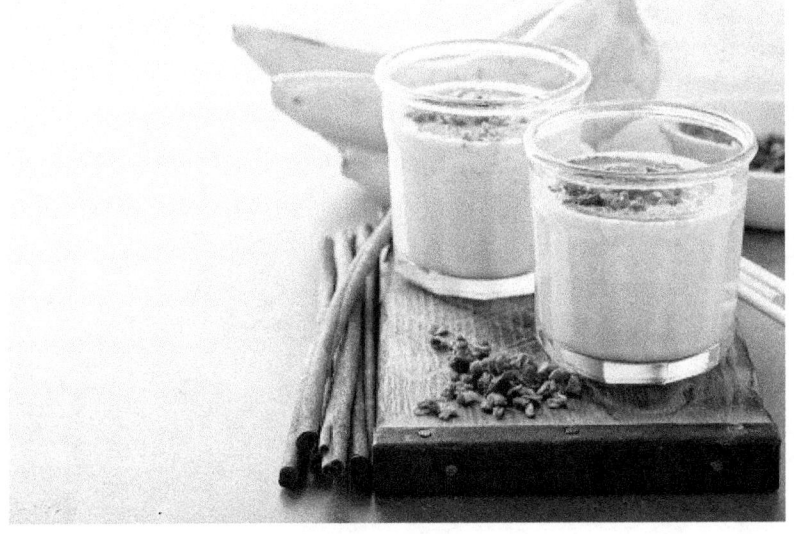

Gemüsesticks mit Dip

Das benötigst du: 2 Möhren, 1 Paprika, ¼ Gurke, ½ Zitrone, 1 Dose gekochte Kichererbsen, 1 Knoblauchzehe, Olivenöl, Tahini-Paste, Kreuzkümmel, Salz, Pfeffer, etwas Wasser.

So geht es: Wasche, schäle wenn nötig und schneide das Gemüse in Streifen. Halbiere die Avocado und entferne den Kern. Mixe die Avocado mit dem Saft einer Viertel Zitrone, Salz, Pfeffer und etwas Wasser und bereite eine sämige Avocadocreme zu. Fülle die Creme in eine Schüssel und gebe dann die gekochtenKichererbsen, den Saft einer Viertel Zitrone, 2 EL Tahini-Paste, 1 Knoblauchzehe, einen Schuss Wasser und 4 EL Olivenöl in den Mixer. Mixe die Zutaten, sodass eine cremige Hummus-Paste entsteht. Fülle den zweiten Dip in eine Schüssel und serviere das Gemüse mit den zwei Dips. Fertig!

Schichtsalat im Glas

Was du benötigst: 5 getrocknete Tomaten, 1 kleine Süßkartoffel, grünes Pesto, Sprossen, Humus.

So geht es: Schäle die Süßkartoffel und schneide sie in mundgerechte Stücke. Koche oder brate diese Stücke. Fülle nun die einzelnen Salat-Schichten in ein Glas. Beginne mit Humus, getrockneten Tomaten, Pesto, Süßkartoffeln und zum Schluss Sprossen.

Dieser Salat lässt sich natürlich mit verschiedenen Dips und verschiedenen Gemüsesorten variationsreich abändern. Er eignet sich auch gut zum Mitnehmen!

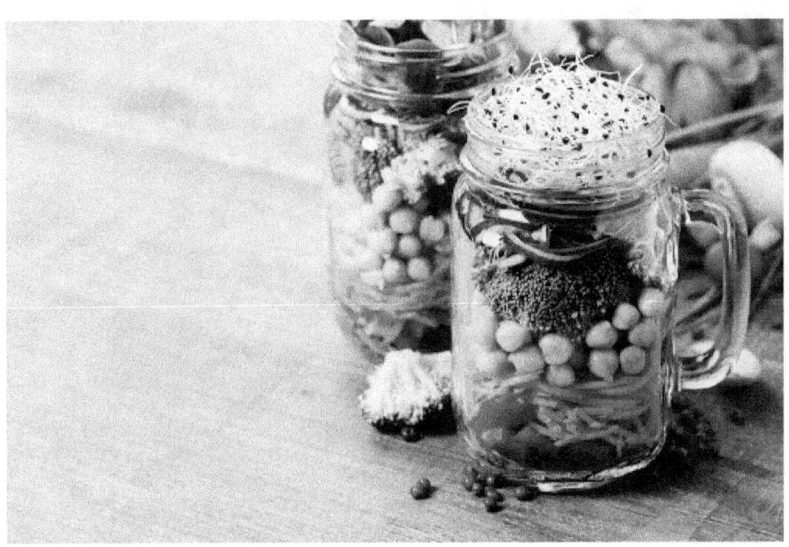

Chia-Pudding

Das benötigst du: 2 EL Chiasamen, 150 ml Wasser oder Mandelmilch und nach Belieben Kokosblütenzucker, roher Kakao, Zimt, Beeren.

So geht es: Vermische die Chiasamen mit dem Wasser und stelle die Mischung über Nacht in den Kühlschrank. Am nächsten Morgen kannst du ganz einfach deine leckeren Extras untermischen und einen tollen Pudding genießen!

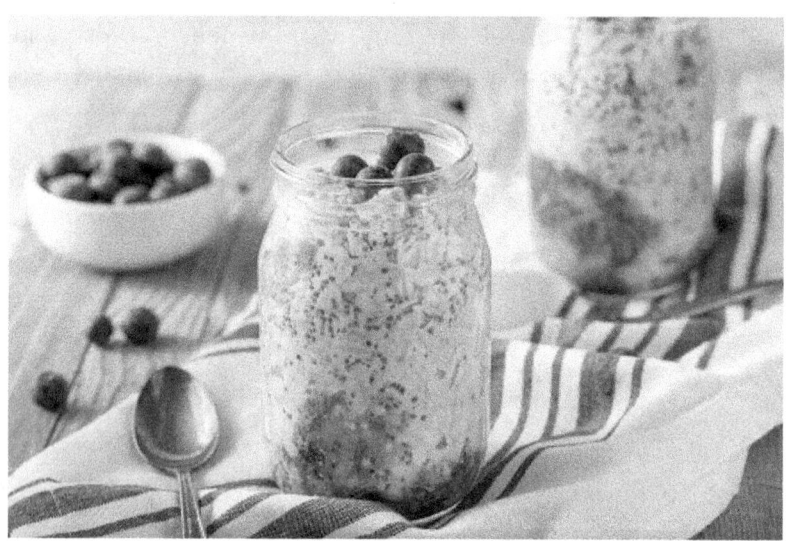

Kapitel 5: Der basische Nachtisch

Es gibt natürlich Unmengen von basischen Rezeptideen für den basischen Nachtisch. Im Folgenden erhältst du einige Anregungen. Achte beim Zusammenstellen deiner Mahlzeiten darauf, dass du ein Verhältnis von Basen und Säuren von 70:30 oder 80:20 ansteuerst.

Basisches Eis

Das benötigst du: 200 ml frisch gepresstenOrgangensaft, 2 EL weißes Mandelmus, 8 Datteln ohne Stein, 400 g gewürfelte eingefrorene Früchte nach Wahl.

So geht es: Schäle und schneide die Früchte am Vortag, sodass sie über Nacht im Gefrierfach einfrieren können. Gebe den Orangensaft, das Mandelmus und die Datteln in einen Mixer und püriere alles zu einer homogenen Masse. Gebe dann die gefrorenen Früchte dazu und mixe alles grob durch. Serviere das Eis sofort, damit es beim Verzehr kalt ist.

Dieses Eis kannst du natürlich mit allen erdenklichen Zutaten variieren.

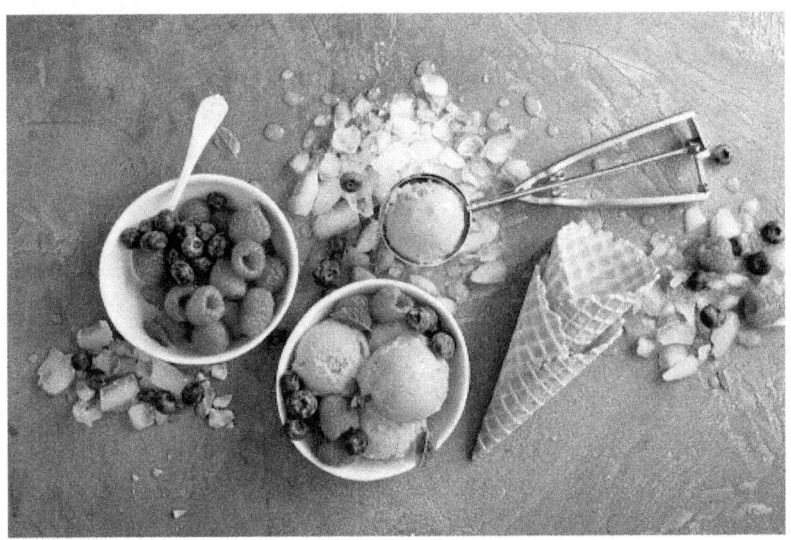

Basischer Kuchen

Der basische Kuchen wird ein wenig anders als herkömmlicher Kuchen zubereitet. Beim basischen Kuchen wird ein Boden aus eingeweichten Nüssen oder ähnlichem mit Belag nach Belieben belegt. Der Boden des Kuchens kann je nach verwendeten Lebensmitteln brüchig sein, weswegen es sinnvoll ist den Boden auf der Platte zuzubereiten, auf der der Kuchen auch später serviert wird.

Das benötigst du für den Boden: 300g Nüsse (Mandeln und Walnüsse eignen sich besonders gut), 1 Orange, 5 Datteln und nach Belieben Kokosflocken, Zimt oder Vanille.

So geht's: Weiche die Nüsse über Nacht in Wasser ein. Schütte die Nüsse am nächsten Tag ab und gebe sie mit dem Saft der Orange und den Datteln in einen Mixer, wo du sie zu einem homogenen Teig pürierst. Forme aus dem Teig einen Ball und streiche ihn auf einer Platte glatt. Der ungefähr 1-2 cm dicke Boden kann nun nach Belieben mit Kokosflocken, Zimt oder Vanille verfeinert werden.

Das benötigst du für die Sauce: 4 Datteln, 10 Himbeeren, ein wenig Wasser.

So geht es: Püriere alle Zutaten zu einer homogenen und nicht zu flüssigen Paste, die du dann gleichmäßig auf dem Kuchenboden verteilst.

Das benötigst du für den Belag: 100g Erdbeeren oder Obst nach Belieben.

So geht's: Schneide das Obst in feine Scheiben und belege deinen Kuchen damit.

Dieser Kuchen lässt sich natürlich nach Lust und Laune variieren mit den verschiedensten Nüssen, Früchten, Gewürzen und Blüten!

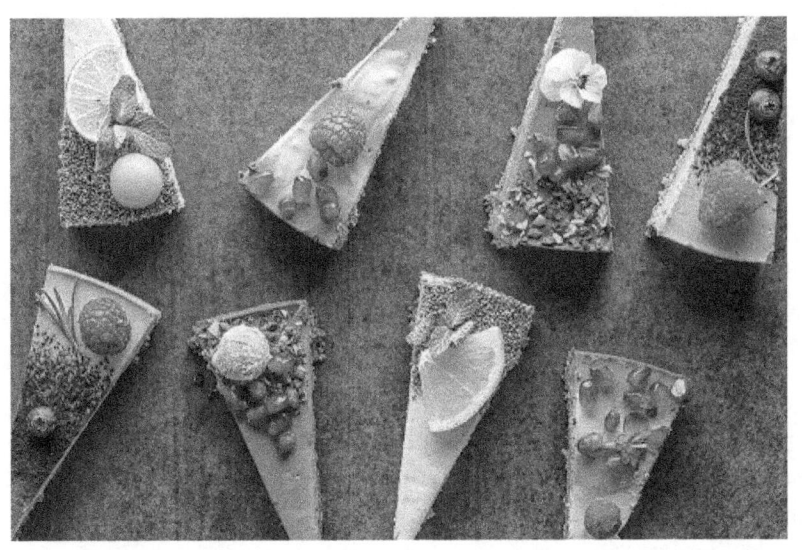

Kapitel 6: Die basische Hauptmahlzeit für mittags

und abends

Generell bieten sich Salate und Suppen für eine basische Hauptmahlzeit an. Als Beilage kann ausgewählter Fisch, Fleisch oder Reis stehen. Achte auch hier darauf, dass die basischen und Säure bildenden Lebensmittel in einem Verhältnis von 80:20 oder 70:30 stehen!

Im Folgenden erhältst du einige Anregungen, die du nach Herzenslust erweitern und variieren kannst! Mit einem Spiralschneider lassen sich aus Gemüse ganz einfach Spaghetti schneiden, die du roh oder gekocht, mit Sauce, zum Salat oder als Beilage zu Fisch und Fleisch genießen kannst!

Kartoffelpfanne

Das brauchst du: 500g Kartoffeln, 400g grüne Bohnen, 2 Zwiebeln, Thymian, Bohnenkraut, Olivenöl, Salz, Pfeffer

So geht es: Schäle und gare die Kartoffeln in kochendem Salzwasser bissfest. Wasche die Bohnen, schneide die Enden ab und blanchiere die Bohnen 5-8 Minuten in kochendem Salzwasser. Schneide die Kartoffeln und Zwiebeln klein und gebe alle Zutaten zum Anbraten in eine große Pfanne. Nach ungefähr 10 Minuten sollte alles gut angebraten sein. Fertig!

Gefüllte Tomaten

Das benötigst du: 6 große Tomaten, 200g Brokkoli, 1 rote Paprika, 1 Zwiebel, 1 Knoblauchzehe, 100g Tofu, Olivenöl, Basilikum, Salz, Pfeffer

So geht es: Heize den Backofen auf 160 Grad vor. Den Brokkoli, die Zwiebeln, den Knoblauch und den Tofu in kleine Stücke schneiden und mit dem Olivenöl in einer Pfanne anbraten. Anschließend mit Basilikum, Pfeffer und Salz abschmecken. Schneide den oberen Teil der Tomate ab, sodass du sie aushöhlen kannst. Befülle die Tomaten mit der

Brokkoli-Tofu-Mischung und gebe sie für 20 Minuten in den Backofen. Guten Appetit!

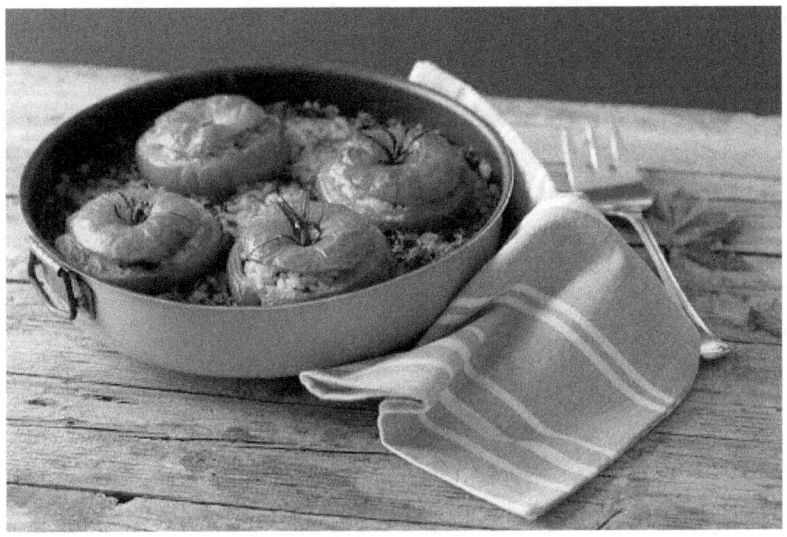

Dinkel Pasta mit Gemüse

Das benötigst du: 300g Dinkelpasta, 1 Aubergine, 2 Tomaten, 1 Knoblauchzehe, 1 Zucchini, Oregano, Basilikum, Olivenöl, Salz, Zucker, ½ Tasse Gemüsebrühe

So geht es: Setze Wasser für die Nudeln auf. Schäle den Knoblauch und die Zwiebel. Schneide die Zwiebeln, den Knoblauch, die Aubergine und die Zucchini in kleine Stücke und brate sie mit dem Olivenöl in einer Pfanne an. Schneide in der Zeit die Tomaten klein und gebe sie in die Pfanne. Nun sollte das Wasser für die Nudeln kochen. Gebe etwas Salz und die Nudeln dazu, koche die Nudeln bis sie bissfest sind. Gebe nun die Gemüsebrühe, die Gewürze und die Kräuter in die Pfanne und lass alles abgedeckt einige Minuten köcheln. Serviere die Sauce mit den Nudeln.

Dazu passt prima ein kreativer mediterraner Salat oder eine Fischbeilage!

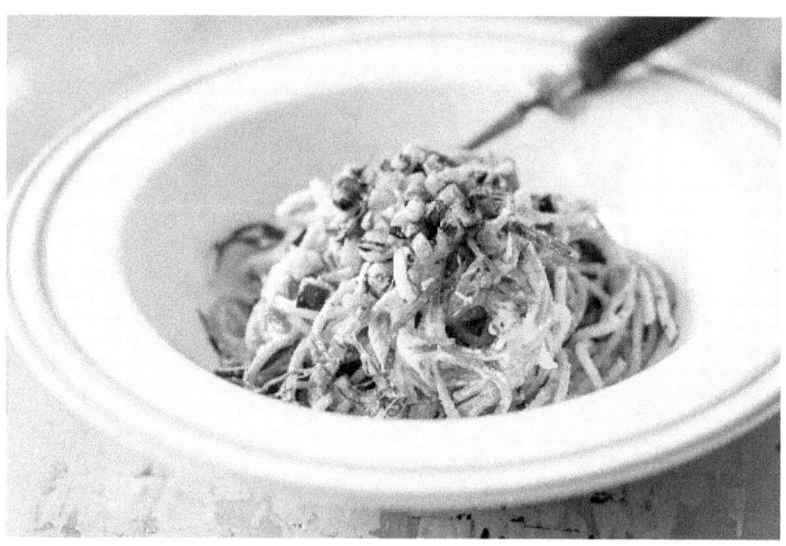

Kapitel 7: Kritik an der Basischen Ernährung

Diese Ernährungsweise wird zwar seit Jahrzehnten erforscht, jedoch liegen bis heute keine Studien vor, die die der Basischen Ernährungsweise nachgesagten positiven Effekte wissenschaftlich bestätigen. Auch ist nicht wissenschaftlich belegt, dass Säuren der Hauptgrund für das Ausbrechen von Krankheiten sindoder nur ein Nebenfaktor.

Ein weiterer Kritikpunkt ist, dass kein natürliches Lebensmittel immer den gleichen PH-Wert aufweist. Das heißt, dass man zwar die durchschnittlichen PH-Werte für Lebensmittel kennt, aber der PH-Wert von Banane zu Banane unterschiedlich ist und Schwankungen unterliegt. So zeigen Tabellenwerte immer nur Durchschnittswerte, niemals den wirklichen PH-Wert jedes Lebensmittels.

Die Auffassung, dass eine ausschließlich Basische Ernährung für den Körper von Vorteil ist, ist widerlegt. Der Körper benötigt sowohl Säuren, als auch Basen. Die Basische Ernährung empfiehlt also einen Überschuss an basischen Lebensmitteln zu verzehren und einen kleinen Anteil an Säure bildenden Lebensmitteln.

Im Alltag wird die Basische Ernährung vor allem dafür kritisiert, dass das Zubereiten von frischen Lebensmitteln und das Lagern der frischen Lebensmittel aufwändig sei. Auch sind bei der Basischen Ernährung ökologisch erzeugte Lebensmittel vorzuziehen, was kostenintensiv sein kann.

Kritisiert wird, dass eine zu Basische Ernährung schädlich auf den Körper wirkt, da dieser von Zeit zu Zeit gute Säure bildende Lebensmittel benötigt. Es kann mitunter kompliziert sein, sich auf ein gutes Verhältnis von Säuren und Basen einzulassen und dies in den Alltag zu integrieren. Aber mit ein wenig Übung wird dies zur Routine und kostet dann auch weniger Mühe. Wichtig ist, die Ernährungsweise entspannt zu sehen und eine lockere Herangehensweise zu pflegen, um eine übermäßige Identifizierung mit einer Ernährungsweise bis hin zu Essstörungen zu vermeiden.

Möglicherweise verändern sich soziale Kontakte durch die neue Ernährungsweise. Die tägliche Portion Pommes in der Mittagspause mit den Kollegen passt nicht zu einer Basischen Ernährung. Achte darauf, dein soziales Umfeld nicht zu vernachlässigen und greife auf vorbereitete „To Go-Portionen" zurück und gönn dir auch mal einen „Ausrutscher" ohne Reue!

Schlusswort

In diesem Buch hast du gelernt, dass die Basische Ernährung leicht und ohne großen Aufwand umzusetzen ist, wenn man das nötige Hintergrundwissen hat. Zusammengefasst die wichtigsten Punkte der Basischen Ernährung:

- Vermeide schlechte Säure bildende Lebensmittel, wie Fertiggerichte

- Sport, Vollbäder und Saunagänge helfen beim ausschwemmen von Säuren im Körper

- Bereite deine Nahrung frisch zu

- Verwende viel Obst und Gemüse!

Denk daran, dass es sich nur um eine Ernährungseinstellung handelt und bewahre dir Humor und „Cheat Days"! Ein Bier mit Freunden ist mindestens genauso wichtig wie ein Basisches Frühstück!

Um die eigene Ernährung umzustellen, bedarf es viel Mut und Motivation. Ich hoffe, du kannst dir dies bewahren und durch eine langfristig gesündere Ernährung von den positiven Effekten auf deine Gesundheit profitieren!

STOFFWECHSEL BESCHLEUNIGEN

Einleitung

Bist du jemand von der Sorte, die alles auf den letzten Drücker machen? Ist der nächste Strandurlaub schon viel zu nahe, um jetzt noch eine ausführliche Diät zu machen? Apropos Diät, von denen hast du schon seit langem den Kragen voll?

Das ist absolut kein Problem! Es muss nicht immer eine Diät sein, denn du kannst deinen Fettvorrat im Körper auch völlig anders angreifen. Mit der Beschleunigung deines Stoffwechsels!

Anfangs mag es ein bisschen kompliziert erscheinen, aber dafür werden wir dir hier alles ausführlich beschreiben und dir für ein siebentägiges Programm Schritt für Schritt Anleitungen geben, wie auch du deinen Stoffwechsel beschleunigen kannst. Unsgeht es dabei auch speziell um Nachhaltigkeit, denn du möchtest natürlich nicht sofort am achten Tag wieder zunehmen.

Der Stoffwechsel ist eine träge Sache. Das heißt, dass du im Gegensatz zu den Diäten, bei denen man mal eben hungert, nicht sofort abnehmen wirst. Die Entwicklung wird langsamer verlaufen, was heißt, dass der Zeiger auf deiner Waage erst nach ein paar Tagen nach unten wandern wird. Allerdings hat die Trägheit des Stoffwechsels auch den Vorteil, dass er, wenn er erst mal in Schwung gekommen ist, nicht mehr schnell aufgehalten werden kann und auch nach Ende deines einwöchigen Programms weiterhin munter Kalorien verbrennen wird.

Stell es dir einfach so vor, als hättest du ein Auto und einen Güterzug nebeneinander. Das Auto, hier eine Hungerdiät, kannst du schnell beschleunigen und auch schnell bremsen. Der Güterzug, oder eben der Stoffwechsel, braucht etwas mehr Zeit, um schnell zu werden, aber dann kannst du ihn auch kaum mehr stoppen.

Dabei gibt es noch ganz angenehme Nebenwirkungen, wenn der Stoffwechsel schnell ist: Du nimmst nicht nur ab, sondern fühlst dich auch viel frischer und munterer. Dein Körper verhindert mehr Ablagerung von Giftstoffen im Körper und dein Immunsystem wird verbessert. Ganz obendrein wirst du eine bessere Laune haben und dich in deinem Körper viel wohler fühlen!

Klingt gut? Also legen wir mal los.

Kapitel 1: Wie funktioniert der Stoffwechsel?

Fangen wir mit dem Ergebnis des Stoffwechsels an: dafür gibt es eine ganz einfache Rechnung. Du nimmst die Zahl aller Kalorien, die du täglich zu dir nimmst. Nun ziehst du davon die Zahl aller Kalorien ab, die du täglich verbrennst. Wenn das Ergebnis eine positive Zahl ist, nimmst du zu und wenn die Zahl negativ ist, nimmst du ab.

Dein Ziel ist es also, mehr Kalorien zu verbrennen, als du isst (oder trinkst). Dann wird dein Körper auf Fettreserven zurückgreifen müssen und du wirst schlanker und außerdem Gewicht verlieren.

Die Aufgabe des Stoffwechsels ist es also, einfach ausgedrückt, unser Essen zu verwerten.

Dabei gibt es eine Reihe von biochemischen Prozessen, die alles regeln und jede Zelle unseres Körpers mit dem nötigen Brennstoff versorgt. Dabei gibt es zwei Grundstoffwechsel: Den **Baustoffwechsel**, der unseren Körper mit der Substanz versorgt, die wir brauchen, um zu wachsen und Zellen auszutauschen. Er ist vor allem in der Kindheit und Jugend wichtig, wenn man wächst aber auch später im Erwachsenenalter werden wir immer wieder Zellen austauschen oder es gibt neue Zellen, die der Wundheilung dienen, usw.

Der andere Stoffwechsel ist der **Energiestoffwechsel**. Er versorgt unsere Zellen mit genügend Energie, sodass die Muskeln arbeiten können und damit unser Körper immer warm genug bleibt und schließlich auch das Gehirn, denn es verbraucht ebenfalls sehr viel Energie. Wenn wir davon sprechen, dass wir den Stoffwechsel ankurbeln wollen, um Fett abzubauen, geht es immer nur um den Energiestoffwechsel.

Außerdem ist der Stoffwechsel auch für die Müllentsorgung in unserem Körper verantwortlich. Dabei sprechen wir hauptsächlich von Giftstoffen. Diese haben auch einen Einfluss auf den Stoffwechsel selbst, wie wir später beschreiben werden.

Es ist wichtig, dass du den Stoffwechsel nicht einfach mit der Verdauung vergleichst. Die Verdauung ist nur ein kleiner Baustein im gesamten Stoffwechsel. Wenn wir von der Beschleunigung des Stoffwechsels sprechen, meinen wir nicht, dass deine Nahrung schneller vom Mund zum anderen Ende bewegt werden soll, sondern dass deine Zellen mehr Energie verbrauchen und dass der Stoffwechsel schneller Energie und Giftstoffe transportiert.

Unsere Nahrung besteht aus mehreren essentiellen Bausteinen: Kohlenhydrate, Eiweiß und Fett. Die Kohlenhydrate kommen dabei in verschiedenen Formen. Alle Bausteine von Kohlenhydraten, auch Moleküle genannt, sehen wie eine Kette aus. Zucker hat nur eine sehr kurze Kette, Weißmehl hat eine mittellange Kette und Vollkornmehl hat eine lange Kette. Das gleiche gilt übrigens auch für Reis und alle anderen Getreidearten.

Wenn du etwas isst, kaust du es und schluckst es hinunter. Nun landet deine Nahrung im Magen. Hier und im Darm wird sie nun in ihre einzelnen Bausteine zerlegt. Im Magen werden alle Kohlenhydrate in ihre einzelnen Kettenglieder zerlegt. Wenn du also Zucker isst, muss der Magen fast nichts tun und schickt die Nahrung sofort weiter und du wirst schnell wieder hungrig. Wenn du aber Vollkorn isst (gleiche Kalorienmenge), arbeitet dein Magen mehrere Stunden lang daran, all die langen Ketten in ihre einzelnen Glieder zu zerlegen und du fühlst dich für diese ganze Zeit über satt. Außerdem werden Fette in Fettsäuren und Glyceride zerlegt und Eiweiße in ihre einzelnen Aminosäuren (unterschiedliche Grundbausteine von Eiweiß).

Anschließend wird alles im Darm in die Blutbahn weitergeleitet und in die einzelnen Zellen des Körpers transportiert. Wenn nun mehr Energie vorhanden ist, als die Zellen verbrauchen, legt der Körper neue Zellen an und lagert dort Fett ein. Außerdem werden überschüssige Kohlenhydrate in Glykogen und Fett verwandelt und ebenfalls eingelagert und wir werden dicker.

Dieser Prozess funktioniert auch umgekehrt, denn wenn weniger Energie zur Verfügung steht, als wir brauchen, dann holt der Stoffwechsel die Fette aus den Zellen und verwandelt sie wieder in Energie und wir nehmen ab.

Also doch die Hungerdiät? Klingt schließlich einfach: nichts essen, keine Energie dem Körper zuführen und schwupps, schon verbrennt er Fett.

Leider geht das nicht so leicht, denn wir machen hier die Rechnung ohne den **Hungerstoffwechsel**.

Machen wir mal eine kleine Zeitreise 10.000 Jahre zurück in die Steinzeit: Unsere Vorahnen hatten keine Supermärkte und täglich verfügbare Nahrung. Es gab immer eine oder mehrere Perioden im Jahr, während denen Nahrung knapp war und man von kargen Vorräten leben musste. Um nun nicht zu verhungern, hat unser Körper den Hungerstoffwechsel erfunden. Dabei wird der Stoffwechsel verlangsamt, also das Gegenteil von dem, was wir erreichen wollen. Außerdem baut der Stoffwechsel hier nicht nur die Fettreserven, sondern auch die Muskeln ab. Du wirst vielleicht schlanker, aber ohne Muskeln, die den Körper formen, siehst du überhaupt nicht gut aus. Außerdem verliert der Körper das Vertrauen in die Zuverlässigkeit der Nahrungsversorgung.

Wenn du nun mit der strengen Diät aufhörst und zum Alltag zurückkehrst, lagert der Körper so viel wie möglich in Fettreserven ein, denn er weiß ja nicht, wann die nächste Hungersnot ausbricht. Außerdem hat der Stoffwechsel sich ja verlangsamt und kann deshalb nicht so viel wie gewünscht verbrennen und du fühlst dich schlapp und müde. Mit anderen Worten: du hast das perfekte Rezept für den Jojo-Effekt.

Außerdem haben Giftstoffe einen erheblichen Einfluss auf den Stoffwechsel. Wenn unser Körper sie nicht schnell genug loswerden kann, dann wird der Stoffwechsel sehr träge und arbeitet ähnlich wie beim Hungerstoffwechsel nur sehr langsam, was dazu führt, dass wir kaum Fett abbauen können.

Kapitel 2: Mein Energieverbrauch

Für das siebentägige Programm solltest du dir deinen Energieverbrauch ausrechnen. Dabei wird zwischen zwei Kategorien unterschieden.

1. **Grundumsatz:** die Energie, die du brauchst, um alle lebensnotwendigen Funktionen zu erhalten, also Atmung, Kreislauf, Verdauung, Hirnfunktionen und die Bereitstellung von Wärme.

2. **Leistungsumsatz:** die Menge an Kalorien, die du durch Bewegung und Tätigkeiten verbrauchst. Dies ist deine Stellschraube, an der du drehen kannst, um deinen Kalorienverbrauch zu erhöhen, wenn du den Stoffwechsel beschleunigst.

Um den Hungerstoffwechsel zu vermeiden, muss deine Kalorienaufnahme immer (!) über dem Grundumsatz liegen. Daher werden wir dir zeigen, wie du ihn für dich persönlich berechnest, damit du immer genug isst.

Dabei müssen wir zwischen Geschlechtern unterscheiden. Außerdem brauchst du (neben einem Taschenrechner und einem Zettel) dein Alter in Jahren, dein Gewicht in kg und deine Körpergröße in cm. Das Ergebnis ist dein Grundumsatz pro Tag.

Frauen: Grundumsatz = 655,1 + (9,6 * Gewicht) + (1,8 * Größe) – (4,7 * Alter)

Männer: Grundumsatz = 66,47 + (13,7 * Gewicht) + (5 * Größe) – (6,8 * Alter)

Machen wir also mal ein Beispiel:

Eine Frau, die 35 Jahre alt ist, 70 kg wiegt und 175 cm groß ist.

Setzen wir alles in dir Formel ein, sieht das so aus:

655,1 + (9,6 * 70) + (1,8 * 175) – (4,7 * 35)

= 655,1 + 672 + 315 – 164,5

= 1477,6

Also liegt der Grundverbrauch unserer Beispielfrau bei 1477,6 Kilokalorien pro Tag.

Dein Leistungsstoffwechsel muss nicht ausgerechnet werden, denn er verändert sich laufend. Indem du den Stoffwechsel beschleunigst, wirst du unter anderem deinen Leistungsstoffwechsel erhöhen.

Kapitel 3: Wie man den Stoffwechsel beschleunigt

Es gibt viele verschiedene Dinge, die Einfluss auf deinen Stoffwechsel haben. Wenn du nur an einem oder zwei Dingen arbeitest, kannst du sehr wohl etwas erreichen, aber es braucht Zeit. Da unser Ziel in diesem Buch ist, innerhalb einer Woche deinen Stoffwechsel in Schwung zu bringen, werden wir alle Einflüsse auf deinen Stoffwechsel berücksichtigen, damit der Stoffwechsel besser reagieren kann und schneller wird.

1. Genug Trinken

Dein Trinkverhalten hat den größten Einfluss auf deinen Stoffwechsel. Unser Körper besteht zu 65% nur aus Wasser! Unsere Nieren sind dabei ein wichtiger Bestandteil, denn sie filtern alle Giftstoffe aus unserem Körper und spülen sie mithilfe von Wasser weg. Wenn wir nicht regelmäßig entschlacken hindern wir unseren Stoffwechsel daran, vernünftig zu arbeiten. Wir kommen gut mit 1,5 bis 2 Litern Wasser pro Tag aus, aber das ist oft nicht genug, um alle Giftstoffe vernünftig aus dem Körper spülen zu können und unser Stoffwechsel wird deshalb zu langsam. Auch wenn wir uns bewegen (was du in den nächsten sieben Tagen tun wirst) oder viel sprechen, erhöhen wir unseren Wasserverbrauch. Je nach Lebensstil sollte man also mehr oder weniger 3 Liter am Tag trinken.

2. Richtig Trinken

Alkohol, Kaffee und schwarzer Tee sind zwar trinkbare Flüssigkeiten, sollten aber während der nächsten sieben Tage vom Plan gestrichen werden. Speziell Alkohol ist besonders schlecht, denn er ist tatsächlich ein Gift. Daher konzentriert sich der Stoffwechsel hauptsächlich darauf, den Alkohol abzubauen und los zu werden. Das bedeutet, dass in dieser Zeit der Rest des Körpers nicht viel vom Stoffwechsel haben wird. Außerdem stecken in vielen Getränken Kalorien, die wir meistens gar nicht in unserer Kalorienaufnahme mit einberechnen. Nicht nur alkoholische Getränke schlagen dabei zu Buche, sondern auch Limonaden und Fruchtsäfte. Fruchtsäfte klingen ja gesund und haben Vitamine, aber sie stecken auch voller Zucker! Das gleiche gilt für Smoothies.

Gute Getränke sind natürlich Wasser, aber auch ungesüßte Früchte- und Kräutertees oder stark verdünnte Fruchtsäfte.

3. **Iss richtig**

Hierbei geht es sowohl um die Menge als auch um die richtigen Lebensmittel:

Wie du vorhin gelesen hast, solltest du beim Abnehmen versuchen, deine Essensmenge an deinen Grundbedarf an Kalorien anzupassen. Wenn du hungrig wirst und einen Snack für zwischendrin brauchst, dann iss Gemüse. Es füllt den Magen, ist aber trotzdem kalorienarm. Du solltest immer genug Minerale und Vitamine zu dir nehmen, bevorzugt mit der Nahrung statt durch Zusatzstoffe. Außerdem braucht dein Körper Ballaststoffe, die übrigens auch lange satt halten. Wenn es dir nicht nach Vollkorn zumute ist, kannst du auch auf Hülsenfrüchte, Nüsse und Gemüse zurückgreifen. Du solltest auch auf das richtige Maß zwischen den einzelnen Nahrungselementen achten. Deine Ernährung sollte aus 55% Kohlehydraten, 30% Fett und 15% Eiweiß bestehen (die Prozente beziehen sich auf die Kalorienmenge). Bei den Fetten sind besonders ungesättigte Fettsäuren gut, die zum Beispiel in Fisch vorkommen. Am besten sind biologische und kaltgepresste Öle. Fett sollte in Maßen genossen werden, da es viele Kalorien enthält, aber iss keine fettreduzierten Produkte. Sieh dich mal im Supermarkt um und vergleiche normale Produkte mit fettreduzierten. Letztere enthalten oft viel mehr Zucker und haben am Ende die gleiche Kalorienmenge, als ein normales Produkt. Fett ist obendrein ein Geschmacksträger, also haben fettreduzierte Produkte manchmal weniger Geschmack, was bedeutet, dass man statt einer plötzlich zwei Scheiben Käse aufs Brot legt. Das hat dann aber viel mehr Kalorien.

Benutze keine Eiweißshakes, wenn du kein Bodybuilder bist, sind sie unnötig. Iss einfach genug Fleisch, Milchprodukte, Eier und Bohnen. Auch als Vegetarier und Veganer kann man jederzeit genug Eiweiß bekommen.

Schlussendlich solltest du auch die Tageszeiten beachten, denn dein Körper braucht abends kaum Kohlenhydrate mehr, denn du wirst nicht mehr viel Energie verbrauchen. Also kannst du dein Abendessen daran anpassen. Die Portion sollte nicht groß ausfallen (ein voller Magen schläft auch schlecht) und wenige bis keine Kohlenhydrate enthalten. Am besten geeignet sind hier Salate oder Suppen.

4. Iss bewusst und regelmäßig

Wenn du nebenher beim Essen am Smartphone herumtippst oder fernsiehst, dann wirst du abgelenkt und isst zu viel. Wenn du dich aber bewusst auf dein Essen konzentrierst und vielleicht mit deinem Partner oder Mitbewohner redest, kannst du dich besser auf dein Essen konzentrieren und wirst tatsächlich früher satt. Wer also bewusst isst, nimmt weniger Kalorien zu sich.

Außerdem solltest du deine Mahlzeiten zu festgelegten Zeiten zu dir nehmen, denn das bringt deinen Körper dazu, der Nahrungsversorgung zu 100% zu vertrauen und er legt weniger Fettpolster für Notzeiten an.

5. Schlaf genug

Schlafmangel hat mehrere Folgen für den Stoffwechsel. Wenn wir unter Schlafmangel leiden, produziert unser Körper Hormone, die Hunger verursachen. Unregelmäßiger Schlaf führt auch dazu, dass wir unsere regelmäßigen Mahlzeiten nicht einhalten. Zusammen mit den Hungerhormonen hast du die perfekte Mischung für zu vieles Essen und falsches Essen. Außerdem hat ein müder Körper einen trägen Stoffwechsel und du hast keine Lust auf Sport und verlangsamst so immer mehr deinen Stoffwechsel. Kurz gesagt kann Schlafmangel dich schnell in einen Teufelskreis führen, der deinen Stoffwechsel immer weiter verlangsamt. In der nächsten Woche ist es also essentiell, dass du rechtzeitig ins Bett gehst und täglich gut ausgeschlafen in den Tag startest.

6. Reduziere deinen Stress

Stress hat einen ähnlichen Effekt auf unseren Körper, wie Schlafmangel. Es wird ein ganzer Cocktail an Hormonen in unser Blut freigelassen und wir haben mehr Hunger, schlafen schlechter, bekommen deshalb noch mehr Hunger und der berüchtigte Teufelskreis schon wieder geht los. Stress kann außerdem zu ernsthaften Krankheiten wie Depressionen führen, die für unseren Stoffwechsel alles andere als anregend wirken.

Leider ist Stress im 21. Jahrhundert nicht vermeidbar. Aber du solltest versuchen, ihn auf einem Minimum zu halten. Sei ehrlich mit dir selbst: bist du immer so unverzichtbar? Wage es, einfach mal nein zu sagen, wenn es dir zu viel wird. Nimm dir Zeit für dich selbst, damit du wieder zu dir finden kannst. So wirst du auch in der Arbeit und in der Familie ein besserer Mensch. Wenn du viel Selbstachtung hast, neigst du auch eher dazu, einen gesunden Lebensstil zu führen. Wenig Stress bedeutet auch mehr Glücksgefühle, mehr Motivation zur Bewegung und ein besseres Immunsystem. Teufelskreise kann man auch umkehren. Miste für die nächste Woche deinen Terminkalender aus und nimm dir viel Zeit für schöne Dinge oder einfach zur Entspannung.

7. Treibe nicht zu viel Sport

Sport ist sehr wohl gesund und äußerst wichtig, wenn du deinen Stoffwechsel ankurbeln willst, aber du solltest es auch nicht übertreiben damit. Niemand wurde als Leistungssportler geboren und auch wenn du voller Motivation steckst, musst du dich nicht gleich zum nächsten Marathon anmelden. Arbeite dich langsam hoch. Wenn du nicht viel Sport getrieben hast oder eine neue Sportart beginnst, müssen sich deine Muskeln und Sehnen erst mal daran gewöhnen. Wer es übertreibt, landet schnell beim Orthopäden und treibt erst mal gar keinen Sport.

Leg dir einen Trainingsplan zu, der zu dir passt. Dazu gehört auch die richtige Sportart, denn wenn du bei der Sache keinen Spaß hast, hörst du schnell wieder damit auf. Wenn du etwas gefunden hast, das dir gefällt, dann fang klein an und steigere dich immer wieder ein bisschen. Setz dich nicht unter Leistungsdruck, sondern folge deinem Körper. Wenn du starken Muskelkater hast, dann musst du dein Pensum etwas reduzieren. Behalte im Kopf, dass du niemandem etwas beweisen musst, es geht ausschließlich um dein Wohlbefinden! Wenn du dich nicht alleine motivieren kannst, dann suche nach Partnern. Oft gibt es Sportvereine, die auch Walkinggruppen oder andere informelle Sportgruppen haben. Oder geh mit deinem Partner oder Freunden. Vielleicht ist auch Teamsport etwas für dich.

8. **Nimm dir Zeit für dich**

Das bezieht sich nicht nur auf deinen Stress, sondern auch auf deinen Sport. In der nächsten Woche wirst du viel Sport auf dem Plan stehen haben, aber auch Essen, dass frisch zubereitet werden will. Es funktioniert leider nicht, dass man vom nichts tun abnimmt. Du kannst auch nebenher viel Bewegung bekommen. Nimm keine Aufzüge oder Rolltreppen, sondern die Treppen. Laufe alle Distanzen unter einem Kilometer oder fahre alle Distanzen unter zwei Kilometern mit dem Fahrrad. Wenn du in einer Stadt lebst, ist das sogar schneller als mit dem Auto, denn du kannst alle möglichen Abkürzungen nehmen. Wenn du mit öffentlichen Verkehrsmitteln viel unterwegs bist, kannst du eine Haltestelle wählen, die weiter vom Ziel entfernt ist, damit du mehr läufst. Wenn du doch mit dem Auto fährst, park einfach nicht direkt vor der Tür des Supermarkts oder der Arbeit, sondern am anderen Ende des Parkplatzes, so kommst du auch schnell zu mehr Bewegung. Wenn du zu den technikaffinen Leuten gehörst, kannst du dir auch die Anschaffung eines Fitnessarmbands überlegen und dir zum Ziel setzen, täglich mindestens 10.000 Schritte zu laufen.

BodyChange®

Wenn du noch mehr als die Grundlagen erfahren möchtest, dann kann ich dir das BodyChange® Programm von Detlef Soost empfehlen. Wahrscheinlich kennst du ihn bereits aus der Sendung Popstars. Wusstest du, dass er ein Abnehmprogramm hat?

Hundertausende haben bereits mit seiner Methode abgenommen, unter anderem Daniela Katzenberg (und ich). Sein Programm ist phänomenal einfach und wirkungsvoll. Es hat mir geholfen ganz ohne Hunger und Jo-Jo-Effekt abzunehmen und mein Gewicht zu halten.

Wenn auch du deine leidigen Pfunde einfach abnehmen möchtest, dann schau dir jetzt sein Programm an. Klick jetzt HIER.

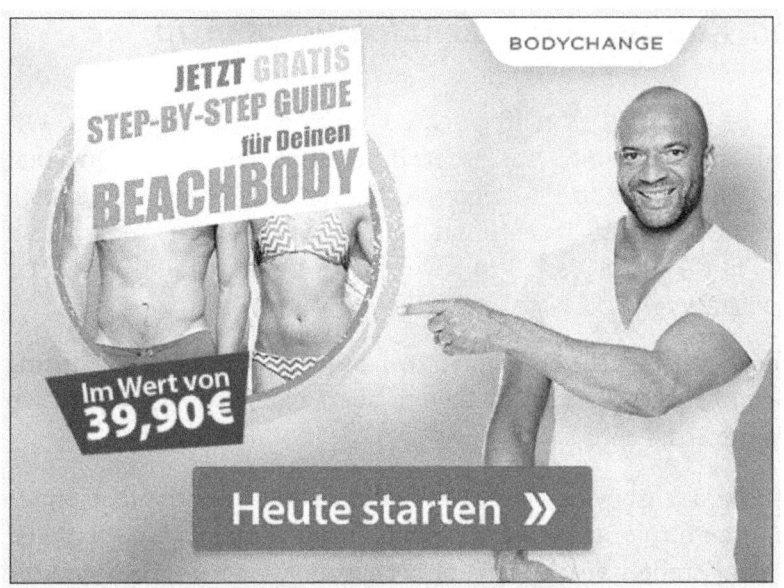

DAS ERWARTET DICH:

- Du bestimmst selbst, welche Abnehm-Strategie für dich und **deine Bedürfnisse** die richtige ist.

- Du bekommst einen Plan nach den neuesten **wissenschaftlichen Erkenntnissen**, der einfach in deinen Alltag zu integrieren ist.

- Das Ernährungscoaching erlaubt dir von den richtigen Lebensmittel **viel und vor allem lecker** zu essen.

- Du legst den Schwerpunkt deines Programms selbst fest. BodyChange® hat für jeden die richtige Lösung.

- Du kannst schon nach 10 Wochen ein **komplett neues Lebensgefühl**haben. Fühle dich schlank und sexy.

- Wenn du bereit bist, deinen Körper in deine Traumfigur zu verwandeln, dann **starte jetzt**.

HEUTE STARTEN

Kapitel 4: Das Ernährungsprinzip

Du bist, was du isst. Das trifft auch auf deinen Stoffwechsel zu. Wir haben eingangs erwähnt, dass es in diesem Buch nicht um eine Diät gehen wird und dass du bei der Wahl deiner Mahlzeiten so ziemlich freie Wahl haben wirst. Das stimmt auch, aber es kommt sehr darauf an, was du wann isst, in welchen Mengen und welcher Zusammensetzung.

Um deinen Stoffwechsel bei Laune zu halten, sollte deine Ernährung ausgewogen sein. Jeder spricht davon, aber was genau ist eigentlich ausgewogene Ernährung?

- Du brauchst viel **Getreideprodukte**. Wenn du nicht unter Gluten Intoleranz leidest, dann iss keine glutenfreien Produkte. Dabei stehen vor allem Vollkornprodukte im Fokus, denn sie enthalten wichtige Ballaststoffe und Minerale, die im Weißmehl kaum oder nicht enthalten sind. Außerdem bestehen Vollkornprodukte aus längeren Kohlehydratketten, was heißt, dass ihr Abbau im Verdauungssystem viel mehr Zeit braucht und du fühlst dich für längere Zeit satt. Dadurch wirst du erst gar kein Bedürfnis nach einem Snack haben, der zusätzliche Kalorien hat.

- Fünf Portionen **Obst oder Gemüse** pro Tag. Beachte dabei, dass Obst sehr viel Zucker (Kohlenhydrate) enthält und deshalb nicht gerade abends gegessen werden sollte. Du kannst zwischendurch einen Snack Obst oder Gemüse essen, als Beilage zu den Mahlzeiten oder auch mal einen grünen Smoothie machen. Es gibt unendlich viele Möglichkeiten, Gemüse in leckere Mahlzeiten zu verarbeiten.

- Täglich **Milch** oder Milchprodukte essen/trinken. Pass allerdings dabei auf, denn Milch ist ein kalorienreiches Getränk. Dennoch enthält Milch und Milchprodukte sehr wichtige Nährstoffe, wie Calcium, was für unsere Knochen unerlässlich ist.

- **Fisch** zweimal in der Woche essen: Salzwasserfisch enthält viele wichtige Fettsäuren und außerdem Selen, was sehr wichtig für die Entsorgung für Giftstoffe aus dem Körper ist. Fisch ist damit einer der wichtigsten Verbündeten in deinem Kampf gegen Giftstoffe im Körper und kann dir gut dabei helfen, den Stoffwechsel zu beschleunigen.

- **Fleisch, Wurst und Eier** sind gut, aber nicht mehr als 300 bis 600 Gramm pro Woche. Fleisch enthält wichtige Mineralstoffe, tierische Eiweiße und die Vitamine B_1, B_6 und $B_{12,}$ aber eben nur in Maßen. Geflügelfleisch ist besser, als rotes Fleisch (Rind und Schwein), da es gesünder ist und Fleisch ist besser, als Wurstwaren.

- Wenig **Fett**. Es ist korrekt, dass 30% deiner täglichen Energie aus Fett bestehen sollte. Fett besitzt aber eine extrem hohe Energiedichte, sodass wir oft die 30%Marke überschreiten, ohne es zu wissen. Nimm an, dein Grundverbrauch liegt bei 1500 kcal am Tag. 30% davon wären dann 450 kcal. Ein Glas Milch enthält aber schon 75 kcal Fett, ein Esslöffel Butter 100 kcal und ein Esslöffel Pflanzenöl sogar 120 kcal. Aus diesem Grund erreichen wir oft unsere 450 kcal Fett lange bevor der Tag vorbei ist. Statt fettreduzierten Produkten ist es besser, fettreiche Lebensmittel nur in Maßen zu genießen und beim Salatdressing und kochen auf Öl größtenteils zu verzichten. Wir haben oft gelernt, beim Braten viel Öl zu verwenden. Das hatte früher seinen Sinn, denn dein Essen wäre sonst in der Pfanne angebrannt. In den modernen Bratpfannen kann aber nichts mehr anhaften und deshalb kannst du tatsächlich mit nur einem Teelöffel Öl bequem dein Gericht braten. Alle Gerichte, die frittiert werden, können übrigens auch genauso gut fettfrei im Backofen zubereitet werden!

- Wenig **Zucker**: wie oben schon erwähnt, ist Zucker das Kohlenhydrat, das am schnellsten abgebaut wird und dich somit nur sehr kurz sättigt. Deine tägliche Zuckermenge wird so ziemlich durch das Obst abgedeckt. Gönn dir ab und zu mal ein Stückchen Schokolade, aber iss nicht gleich die ganze Tafel.

- Nicht zu viel **Salz** verwenden. Salz ist wichtig und gut, aber zu viel ist nichts für den Körper und muss aufwändig ausgespült werden, was den Stoffwechsel wieder von wichtigeren Aufgaben (dem Abbau von Fett und Giftstoffen) ablenkt.

Die ausgewogene Ernährung ist ganz leicht durchzusetzen, indem du anstelle von Fertigprodukten selbst deine Mahlzeiten zubereitest. Du weißt dadurch nicht nur, was in deinem Essen steckt, sondern kannst auch Mengen ändern (wie zum Beispiel Fett).

Das einzige, was während der nächsten Woche wirklich tabu ist, sind Kaffee, schwarzer Tee, Alkohol und Junk Food. Dazu gehören Chips, Torten und sämtliche frittierte Lebensmittel.

Gewürze für den Stoffwechsel

Um deinen Stoffwechsel den extra Kick zu geben, kannst du auf Gewürze zurückgreifen.

Knoblauch und Zwiebeln unterstützen den Körper bei der Entgiftung und sind außerdem natürliche Antibiotika.

Dill, Fenchel, Majoran, Oregano, Thymian und Liebstöckel fördern die Verdauung sehr stark.

Chilli, Cayennepfeffer, Pfeffer, Meerrettich und Wasabi fördern die Durchblutung im ganzen Körper und beschleunigen damit den Stoffwechsel in den Zellen. Außerdem kann das Capsaicin, was im Chili und Cayennepfeffer vorkommt, deinen Blutzuckerspiegel mitregulieren und du bekommst weniger Heißhungerattacken. Wir empfehlen dir, Chilli, Cayennepfeffer und Pfeffer nicht gemahlen zu kaufen, sondern alles selbst frisch mahlen. Dann hast du alles frisch und kannst von einer viel besseren Wirkung profitieren.

Rosmarin wirkt anregend und unterstützt damit die Fettverbrennung und das ganz ohne schädlichem Koffein. Wenn du glaubst, du kommst nächste Woche absolut nicht ohne deinen Kaffee aus, dann mach dir einfach einen Rosmarintee zum Frühstück.

Zimt senkt ebenfalls den Blutzuckerspiegel und unterstützt auch die Wärmeproduktion des Körpers, was zu einem erhöhten Kalorienverbrauch führt.

Ingwer ähnelt dem Zimt: er heizt dem Körper so richtig ein und erhöht damit deinen Kalorienbedarf. Du kannst Ingwer im Essen zu dir nehmen oder als Tee trinken. Dazu einfach eine Ingwerwurzel in kleine Scheibchen schneiden und mit heißem Wasser aufgießen.

In den Rezeptvorschlägen für die kommende Woche werden wir auf einige dieser Gewürze zurückgreifen. Wenn du nach deinen eigenen Rezepten kochst, versuche einfach, diese Gewürze einzubauen.

Kapitel 5: Sport, aber richtig

Du wirst in der nächsten Woche viel Sport treiben. Schließlich will der Stoffwechsle in Schwung kommen und du willst Kalorien verbrennen. Wir unterscheiden hier zwischen zwei Arten von Sport: dem Ausdauersport, der deinen Kalorienverbrauch stark erhöhen soll und dich auch fitter macht und der Kraftsport, der dem Aufbau von Muskeln dient, die schließlich deinen Körper formen sollen.

Dabei gilt gleichmal eins vorneweg: niemand ist als Athlet geboren worden! Übertreibe nichts und steigere dich nur langsam. Außerdem ist es wichtig, dass du dir darüber bewusst bist, dass Muskeln ein erhebliches Gewicht haben. Wenn du Muskeln aufbaust, wirst du nicht viel Gewicht verlieren, aber trotzdem ändert sich viel in deinem Körper, denn anstelle von schwabbligem Fett hast du nun knackige Muskeln und du bist fitter und gesünder. Die Waage ist also noch lange nicht dein einziger Messwert, du darfst nur kein Gewicht zunehmen, aber eine zeitweilige Stagnation ist völlig in Ordnung! Schau einfach in den Spiegel, denn dort wirst du den Unterschied finden.

Um Sport richtig zu treiben, braucht es vor allem Freude an der Sache. Wenn du keine Lust hast, machst du oft Fehler oder gibst ganz auf. Daher solltest du in dich gehen und eine Sportart finden, die dir Spaß macht. Dies gilt vor allem für den Ausdauersport, denn du wirst dich damit einige Stunden lang in der kommenden Woche beschäftigen. Mach auch nicht immer den gleichen Ausdauersport. Wechsel zwischen mehreren Sportarten ab, dann werden auch unterschiedliche Muskelgruppen trainiert. Es ist außerdem falsch, dass Ausdauersport immer nur aus Sportarten besteht, bei denen man alleine ist (Laufen, Radfahren, etc.). Viele Teamsportarten gehören zu den besten Fettkillern.

Um einen Überblick über verschiedene Sportarten zu gewinnen, haben wir hier mal ein paar aufgelistet, zusammen mit ihrem Kalorienverbrauch pro Stunde:

- Basketball – 440 kcal

- Fußball – 680 kcal

- Kampfsport – 800 kcal

- Klettern – 760 kcal

- Seilspringen – 800 kcal

- Laufen (gemächlicher Trab) – 660 kcal

- Laufen (normal) – 1000 kcal

- Laufen (zügig) – 1400 kcal

- Radfahren (flaches Terrain oder mittlere Geschwindigkeit) – 480 kcal

- Radfahren (hügelig oder hohe Geschwindigkeit) – 820 kcal

- Rudern – 700 kcal

- Schwimmen – 700 kcal

- Skifahren – 480 kcal

- Tennis – 560 kcal

- Volleyball – 300 kcal

- Nordic Walking – 520 kcal

Es gibt sehr viel Auswahl und sehr viele Kombinationsmöglichkeiten.

Ein weiterer Ausdauersport wird oft übersehen: das Wandern. Du verbrauchst „nur" um die 400 kcal pro Stunde, aber beim Wandern bewegst du dich meistens drei bis fünf Stunden, wohingegen du bei allen anderen Ausdauersportarten meistens nur eine halbe bis eine Stunde lang in Bewegung bist. Unterm Strich kann Wandern also weitaus mehr Kalorien verbrennen, als der Rest.

Wenn du Sport langweilig findest, bist du nicht alleine. Viele, die keinen oder nur wenig Sport treiben, sagen dasselbe. Das muss aber nicht so sein!

Finde Leute, mit denen du zusammen Sport treiben kannst. Geh raus in die Natur, du wirst kaum glauben, was man zu allen Jahreszeiten da draußen entdecken kann. Auch bei schlechtem Wetter! Zieh dich warm genug und wasserfest an und los geht's. Hör Musik oder ein spannendes Hörbuch an. Geh an einen Ort, wo du schon ewig mal hinwolltest (die Neubausiedlung, die neu bepflanzte Gegend im Stadtpark, usw.). Deiner Fantasie sind keine Grenzen gesetzt!

Kapitel 6: In 7 Tage zum schnellenStoffwechsel

Vorbereitung

Jeder von uns hat einen anderen Lebensstil, einen anderen Körper, eine andere Fitness und Gesundheit und einen anderen Alltag. Sei daher nicht überrascht, wenn wir zum Teil vage Angaben machen, denn jemand, der nie Sport treibt, wird von einer halben Stunde Joggen völlig überwältigt sein, während das für eine sportliche Person ein Klacks ist. Dasselbe gilt für Rezepte. Jeder isst anders, manche haben auch Familie und Partner, die nicht unbedingt unterstützend sind und jeder braucht eine unterschiedliche Menge an Kalorien.

Als aller erstes nimmst du deinen Terminkalender und einen roten Stift und fängst an, für die geplante Woche Termine zu streichen. Du wirst mit dem kommenden Programm sehr beschäftigt. Wir versuchen, die Woche so zu gestalten, dass ein Vollzeitjob mit 40 Stunden pro Woche kein Problem darstellt, aber darüber hinaus wird nicht viel Luft für Extras bleiben. Eine Woche ist keine lange Zeit, um etwas Träges, wie den Stoffwechsel anzukurbeln, also wirst du viel dafür tun müssen.

Ein weiterer wichtiger Schritt zur Vorbereitung ist die Berechnung deines Grundverbrauches, wie wir sie in Kapitel 2 beschrieben haben. Achte darauf, dass du in etwa dieselbe Menge an Kalorien zu dir nimmst. Bei den Rezepten haben wir immer die Kalorienmenge angegeben. Auch Rezepte im Internet haben immer eine Kalorienangabe, an der du dich orientieren kannst. Wenn dein Bedarf drüber oder drunter liegt, pass einfach die Menge der Rezepte daran an oder gönn dir einen leichten Snack zwischendurch.

Außerdem haben wir beschrieben, dass Stress äußerst kontraproduktiv ist. Ein weiterer Grund, um im Terminkalender auszumisten. Wenn du aufgrund des Programms nur noch mehr Stress hast, wirst du am Ende leider nichts erreichen.

Nimm dich ernst: du musst nicht immer für andere da sein und du solltest deinen Körper achten. In der kommenden Woche geht es nur um dich und deinen Körper. Andere sind jetzt außen vor!

Deine Mahlzeiten sollten regelmäßig zu festgesetzten Zeiten sein, damit sich dein Stoffwechsel darauf einstellen kann, dass es zuverlässig immer Essen gibt und er keine Notrationen in Form von Fett anlegen muss.

Dein Schlaf ist auch sehr wichtig. Achte darauf, dass du jede Nacht etwa acht Stunden Schlaf bekommst! Geh rechtzeitig ins Bett. Wenn du Probleme mit dem Einschlafen hast, dann kannst du auch einen Tee mit geeigneten Kräutern trinken und zur Entspannung eine Massage oder Yoga machen. Außerdem wirst du es jetzt vielleicht noch nicht glauben, aber du wirst abends müder sein, als du es normal gewöhnt bist, denn du wirst dich viel mehr bewegen und dadurch deinen Körper erschöpfen.

Wir haben das Wochenende auf die Tage 6 und 7 gelegt. Wenn deine freien Tage zu einer anderen Zeit sind, oder du das Programm nicht an einem Montag anfängst, ist das kein Problem, verschiebe Tage 6 und 7einfach auf deine freien Tage.

Tag 1

Los geht's mit einem gesunden Frühstück, das reich an Protein ist.

Du kannst wählen zwischen Haferflocken mit Quark oder Joghurt oder einem Proteinshake.

Haferflocken (335 kcal)

50 Gramm Haferflocken (zart), 100 Gramm Magerquark, 100 Gramm Naturjoghurt mit 3,5% Fett, ein halber Teelöffel Zimt, ein Teelöffel Honig.

Proteinshake (205 kcal)

100 g Magerquark, 1 EL Rapsöl, 100 ml Magermilch, 1 Prise Salz, 100 ml Wasser, ein Teelöffel Honig und ein halber Teelöffel Zimt.

Beide Rezepte sind nur die Basis. Du kannst nun etwas kleingeschnittenes Obst hinzufügen oder auch Beeren. Da Obst allerdings viel Zucker enthält, sollte der Löffel Honig dann weggelassen werden. Du kannst auch dunklen Kakao (nicht zu verwechseln mit kalorienreicher Trinkschokolade), Vanille oder andere Gewürze hinzufügen.

Denk daran, keinen Kaffee oder schwarzen Tee zu trinken. Du kannst aber gut einen grünen Tee oder einen Kräutertee (Rosmarin ist anregend) oder Ingwertee trinken.

Bei der Arbeit/ im Alltag

Wenn du durch den Tag gehst, benutzt du bestimmt die eine oder andere motorisierte Transportmethode. In den kommenden fünf Tagen solltest du einen Teil davon durch Laufen oder Radfahren ersetzen. Das Ziel ist, während deiner Erledigungen oder deinem Weg von und zur Arbeit mindestens einen Kilometer zu laufen oder zwei Kilometer mit dem Fahrrad zu fahren - pro Richtung! Dein Körper muss so viel wie möglich bewegt werden. Unter vier Stockwerken sind Aufzüge und Rolltreppen tabu! Auch wenn du über vier Stockwerke zurücklegst, solltest du den Aufzug nur für den Rest der Distanz benutzen und immer noch vier Stockwerke im Treppenhaus laufen. Es versteht sich von selbst, dass wir hier nicht nur von bergab, sondern auch von bergauf sprechen.

Es ist verständlich, dass man mit guten Absatzschuhen nicht viel laufen kann, also kannst du sie in einer Tasche für den Weg von und zur Arbeit einpacken und auf dem Weg selbst geeignete Schuhe tragen. Es liegt allein an dir, was du aus dieser Woche machst, also versuche, dich daran zu halten. Es gibt immer Gründe für Ausreden, wie schlechtes Wetter, keine Zeit, zu weit, lohnt sich nicht, usw.

Über den Vormittag hinweg solltest du einen knappen Liter Wasser trinken.

Mittagessen

Es bleibt dir überlassen, was du mittags isst, denn hier ist es aufgrund sehr verschiedener Arbeits- und Lebenssituationen beinahe unmöglich, Vorschläge zu machen. Ideal wäre eine warme Mahlzeit mit etwa 500 bis 600 kcal, die entweder vegetarisch ist oder nur wenig Fleisch enthält. Versuche, in dieser Woche keine Wurstwaren zu essen.

Wie haben in Kapitel 7 ein paar Rezeptvorschläge gesammelt, aber du kannst auch gerne ein ähnliches Gericht selbst aussuchen.

Wenn du in der Kantine deines Betriebs isst, dann versuche, keine Sahnesoßen, große Fleischmengen, Wurst, Käse, Mayonnaise oder große Mengen Kohlenhydrate zu essen. Oft ist es am besten, sich bei den Gemüsebeilagen oder vegetarischen Gerichten zu bedienen.

Und vergiss nicht die Gewürze, die wir im Kapitel 4 erwähnt haben. Gib ruhig ein bisschen Chili oder Pfeffer ins Essen, der gibt dem Stoffwechsel den extra Kick.

Auch am Nachmittag solltest du viel trinken, mindestens 0,75 Liter Wasser.

Ausdauersport

Wenn du nach Hause kommst, ist heute eine halbe Stunde Ausdauersport angesagt, am besten an der frischen Luft. Das Ziel ist es, ins Schwitzen zu kommen (relativ zügig), aber trotzdem noch genug Puste zum Reden haben. Wenn du atemlos bist, überlastest du dich – schalte dann einfach einen Gang runter.

Danach kannst du dir eine kleine Pause gönnen und viel trinken.

Bauchmuskeltraining

Anschließend machen wir weiter mit Training für deine Bauchmuskeln. Dabei handelt es sich um ein kurzes aber äußerst effektives Training in acht Schritten, dass in etwas auch acht Minuten dauern wird. Also kurz und knackig, anstatt ewig leiden zu müssen. Du wirst damit dennoch deine Körpermitte formen können und auch die Fettverbrennung in der Bauchregion speziell ankurbeln. Durch das Ausdauertraining werden die Bauchmuskeln leider fast gar nicht beansprucht, deshalb bekommen diese ein extra Programm.

Du solltest diese Übungen am besten auf einem Teppich, einer Yogamatte, Isomatte oder einem Handtuch durchführen. Für ein besseres Ergebnis kannst sie vor einem Spiegel machen, dann siehst du genau, ob du dich gerade hältst oder nicht.

1.   Plank Challenge:

Leg dich ausgestreckt auf deinen Bauch. Nun stützt du deinen Oberkörper auf den Ellbogen ab und stellst die Zehen auf den Boden und hebst den Rest deines Körpers an. Dein Körper ruht nun ausschließlich auf den Unterarmen und den Zehen. Dabei sollte dein Hintern nicht durchsacken oder hoch in der Luft stehe, sondern möglichst eine Linie mit dem Körper bilden. Wenn das zu anstrengend ist, dann lege deine Knie am Boden ab. Das reduziert das Gewicht, dass du tragen musst. Halte die Position für 40 Sekunden, dann 15 Sekunden Pause.

2. **Seitliche Plank Challenge 1:** selbes Prinzip, jetzt liegst du aber auf deiner rechten Seite, stützt den Oberkörper mit dem rechten Ellbogen und Unterarm und nun hebst du den Hintern, sodass der Körper nur noch mit dem rechten Unterarm und dem rechten Fuß Bodenkontakt hat. Diese Übung erfordert ein bisschen Gleichgewicht, es ist also ok, wenn du dich mit dem linken Arm leicht abstützt oder an irgendwas festhält. Wenn das zu anstrengend ist, kannst du deine Knie anwinkeln und dich darauf abstützen. Halte die Position wieder für 40 Sekunden, dann 15 Sekunden Pause.

3. **Seitliche Plank Challenge 2:** Nun ist die linke Seite dran. 40 Sekunden halten, dann 15 Sekunden Pause.

4. **Situps:** Während 40 Sekunden versuchst du mindestens 20 Situps durchzuführen.

5. **Plank Challenge**

6. **Seitliche Plank Challenge 1**

7. **Seitliche Plank Challenge 2**

8. **Situps**

Wenn du die 40 Sekunden nicht durchhalten kannst, weil sie zu lange sind, dann reduziere die Zeit auf 35 oder 30 Sekunden. Das Wichtigste ist, dass du die acht Übungen vollständig machst und nicht irgendwann bei Übung Nummer fünf zusammenbrichst.

Als Abschluss der Übung leg dich auf den Bauch und stütze dich auf den Ellbogen ab und mach ein Hohlkreuz, um die Bauchmuskeln zu dehnen.

Abendessen

Hier hast du die Wahl zwischen einem Salat oder einer Suppe deiner Wahl, solange diese vegetarisch ist und keine Sahne enthält. Du solltest keine Kohlenhydrate mehr zu dir nehmen, also keine Kartoffeln, Getreideprodukte, Süßigkeiten, Obst, usw.

Tag 2

Frühstück

Der Tag fängt wieder mit einem Proteinshake oder Haferflocken an. Du kannst ruhig abwechseln oder andere Dinge hinzufügen, damit es nicht langweilig wird.

Zwischen Verlassen des Hauses am Morgen und der Rückkehr nach der Arbeit solltest du zwei Liter trinken. Am besten ist es für deinen Körper, wenn du immer wieder ein paar Schlucke nimmst, statt einen halben Liter auf einmal hinunter zu kippen.

Intervalltraining

Damit bringst du deinen Kreislauf so richtig in Schwung und regst deinen Stoffwechsel so an, dass er auch nach dem Training noch fleißig weiterhin Fett verbrennt. Wenn du allerdings Herz- Kreislaufprobleme hast, dann solltest du vorher mit deinem Arzt sprechen, ob Intervalltraining für dich geeignet ist, denn du wirst dich dabei sehr anstrengen. Wenn nicht, wird dein Arzt dir sicherlich eine Empfehlung geben können, die für dich geeigneter ist.

Die Sportart, die du fürs Intervalltraining wählst, bleibt dir überlassen. Du kannst laufen, radeln, rudern oder eine andere Ausdauersportart wählen.

Heute trainierst du für 30 Minuten.

- 5 Minuten aufwärmen: zügig, sodass es dir sehr warm wird, aber noch nicht an deine Grenzen gehend.

- 1 bis 2 Minuten Intervall

- 2 bis 3 Minuten Pause

- Wiederhole dies insgesamt fünf Mal

- Abschluss: 5 Minuten lang gemächlich bewegen.

Während eines Intervalls gibst du Vollgas und gehst an deine Grenze. Gib alles, bis dir beinahe der Atem wegbleibt.

Während der Pause kannst du gemächlich weiter machen, sodass du zwar weiterhin in Bewegung bleibst, aber wieder zu relativ normalem Atem findest.

Als Abschluss solltest du trinken, denn du hast jetzt ordentlich geschwitzt und Wasser verloren.

Wenn du noch Energie übrighast, kannst du das **Bauchmuskeltraining** von gestern wiederholen. Wenn du platt bist, dann genieße deinen Feierabend.

Abendessen

Zum Abschluss des Tages gibt es wieder einen Salat oder eine vegetarische Suppe. Mach dir dabei die Gemüsesorten der Saison zunutze. Wenn es gerade Winter ist und außer Wurzelgemüse nichts saisonelles erhältlich ist, kannst du auch mal im Dosenregal und bei der Tiefkühlabteilung nachschauen.

Tag 3

Der Tag beginnt heute etwas früher (Wecker stellen!).

Bürstenmassage

Eine Bürstenmassage ist das ideale Mittel, um morgens so richtig wach zu werden. Du erhöhst die Durchblutung in den Fettschichten unter der Haut und du regst die Haut und dein Lymphsystem dazu an, mehr Giftstoffe loszuwerden. Das Lymphsystem hat keine Pumpe, wie das Herz, daher ist es auf Bewegung und Massagen angewiesen.

Du brauchst zunächst eine Körperbürste (gibt's im Reformhaus oder auch in gut sortierten Drogeriemärkten).

Selbstverständlich solltest du nackt sein, denn die Massage funktioniert nicht, wenn Kleidung zwischen der Bürste und deiner Haut ist.

Beginne an einem Fuß an der Außenseite, und bürste sanft in Richtung Hüfte. Geh dann zur Innenseite über und bürste sie ebenfalls vom Fuß bis zur Hüfte. Am Po kannst du kreisende Bewegungen machen. Wiederhole alles am anderen Bein. Nun kommst du zu deinen Armen. Beginne am Handrücken und bürste die Außenseite deines Arms bis zur Schulter, dann die Innenseite und schließlich den anderen Arm. Zum Schluss kommen Bauch und Brust dran, wo du kreisförmige Bewegungen machen kannst. Du wirst merken, dass die Massage dich fit und munter macht, sogar mehr, als ein Kaffee erreichen könnte. Aus diesem Grund ist sie keine gute Idee am Abend, denn du würdest danach eventuell Probleme mit dem Einschlafen bekommen.

Ein idealer Abschluss wäre eine kalte Dusche.

Frühstück

Zum **Frühstück** gibt es wieder mal einen Proteinshake. Da du gerade viele Giftstoffe freigesetzt hast, solltest du außerdem mindestens einen viertel Liter Wasser oder ungesüßten Früchte-/ Kräutertee zum Frühstück trinken.

Es kann sein, dass du etwas Muskelkater vom Bauchmuskeltraining oder vom gestrigen Intervalltraining hast, allerdings sollte dir das keinen Grund geben, aufs Laufen oder Radfahren beim Weg in die Arbeit zu verzichten. Du hast hoffentlich schon gemerkt, dass Bewegung an der frischen Luft deinen Verzicht auf Kaffee fast wieder wettmacht und gleich zwei Fliegen mit einer Klappe schlägt.

Training

Nach der Arbeit steht heute eine ganze Stunde **Ausdauersport** auf dem Programm. Wenn das Wetter miserabel ist, kannst du auch im Hallenbad deine Runden drehen. Hauptsache, du bewegst dich eine Stunde lang so, dass du ins Schwitzen kommst. Trink deshalb immer wieder ein bisschen.

Abendessen

Zum **Abendessen** gibt es wieder einen Salat oder eine Suppe, heute allerdings mit 100 Gramm magerem Fisch oder Hühnerbrust. Wenn du Vegetarier bist, darfst du das Fleisch mit 2 Eiern ersetzen.

Tag 4

Heute solltest du dich bereits besser fühlen, es ist schließlich schon Tag 4. Es ist in Ordnung, wenn du müde bist, denn du bewegst dich viel mehr, als du gewöhnt bist. Aber deine Vitalität wird gerade erheblich gesteigert.

Frühstück

Zum **Frühstück** gibt's mal wieder Proteinshake oder Haferflocken.

Vergiss nicht, über den Tag verteilt (zusätzlich zu Frühstück und dem Abend) zwei Liter zu trinken. Dein gesamtes Trinkpensum für den Tag sollte bei etwa 3,5 bis 4 Liter Wasser liegen.

Intervalltraining

Nach der Arbeit steht heute eine Runde **Intervalltraining** auf dem Programm, heute steigerst du dich allerdings auf 6 Intervalle, statt 5.

Anschließend **Bauchmuskeltraining** in acht Schritten, dann hast du es für heute geschafft.

Abendessen

Da du heute deine Muskeln stark beansprucht hast, darfst du auch gerne 150 Gramm mageren Fisch oder Hühnerbrust zum Salat oder der Suppe beim Abendessen hinzufügen.

Tag 5

Der heutige Tag sieht aus, wie Tag 3. Also vergiss nicht, deinen Wecker etwas früher zu stellen und fang mit einer **Bürstenmassage** an und nach der Arbeit steht wieder **Ausdauertraining** auf dem Programm. Heute solltest du allerdings eine andere Sportart wählen, als vorgestern. Damit belastest du andere Muskelgruppen und trainierst dich nicht einseitig.

Das Abendessen fällt heute vegetarisch aus.

Tag 6

Gratuliere, du hast es durch die Arbeitswoche geschafft, nun steht der Endspurt an!

Frühstück

Der Samstag startet mit einer weiteren Portion Proteinshake oder Haferflocken.

Intervalltraining

Dann geht's nach draußen zum **Intervalltraining**. Dabei steigerst du dich heute auf 7 Intervalle (du schaffst es!).

Nun hast du dir eine kleine Pause verdient und darfst dir eine weitere **Bürstenmassage** gönnen. Bis zu diesem Zeitpunkt solltest du heute schon eineinhalb Liter Wasser getrunken haben.

Mittagessen

Ratatouille mit Grillkäse

(650 kcal)

Zum Mittagessen kannst du dir ein Ratatouille mit Grillkäse kochen. Das geht leicht und ist auch arm an Kalorien und schmeckt lecker.

Du brauchst: 1 Zwiebel, 1 Paprikaschote (wenn möglich rot), eine kleine Zucchini, Knoblauch, Salz, Pfeffer, weitere Gewürze und Kräuter nach Belieben, 100 ml Brühe, einen Grillkäse

Zubereitung

Die Zwiebel schälen und in schmale Ringe schneiden, Paprika putzen und in Streifen schneiden, die Zucchini in Scheiben schneiden und den Knoblauch pressen oder klein hacken. Alles in eine ofenfeste Form geben, würzen und mir Brühe übergießen. Nun den Grillkäse darauflegen und alles bei 200 Grad etwa 15 Minuten im Backofen garen. Am Ende den Grill einschalten, bis alles golden überbacken ist.

Nachmittags gibt es erst mal eine kleine Pause. Du solltest dich dabei gut entspannen können, denn Stress ist wie schon beschrieben schlecht für einen schnellen Stoffwechsel.

Gegen später solltest du **Bauchmuskeltraining** machen.

Anschließend, wo du schon warm bist, machst du noch 45 Minuten **Ausdauersport**.

Abendessen

Zum **Abendessen** wieder eine Suppe oder einen Salat mit 150 Gramm Fleisch, Ei oder Fisch.

Tag 7

Du hast es fast geschafft, der letzte Tag heute!

Bürstenmassage

Es geht los mit einer **Bürstenmassage**, ob vor oder nach dem Frühstück bleibt dir überlassen.

Nach dem Morgenprogramm solltest du dir einen Rucksack packen mit wetterfester Kleidung, mindestens zwei Litern Wasser und einem Mittagessen zum Mitnehmen.

Mittagessen to go

(400-500 kcal)

Du brauchst: Ein hartgekochtes Ei, 150 Gramm Hüttenkäse, etwa 400 Gramm verschiedene Gemüsearten, wie Gurken, Minitomaten, Karotten, Stangensellerie, oder was auch immer du magst.

Wasche und schneide das Gemüse (ggf. schälen) und pack es in eine große Dose oder Tüte. Pack den Hüttenkäse in eine Dose und das Ei in ein Blatt der Küchenrolle (sodass es weich gelagert ist).

Wanderung/ Radtour

Heute geht es für eine Wanderung oder eine Radtour nach draußen. Das Ziel ist die langanhaltende Bewegung, die deinen Stoffwechsel nachhaltig ankurbelt.

Die Bewegung sollte nur so schnell sein, dass es dir warm wird und du leicht schwitzt, aber noch leicht ein Gespräch führen kannst. Es kommt hier nämlich auf die Dauer an.

Du wirst heute mindestens vier, besser fünf Stunden wandern oder Radfahren. Die Pausen zählen hierbei nicht mit in die Zeit.

Das mag zunächst nach einer langen Zeit klingen, aber wenn du draußen erst mal den Wald und vielleicht ein Ausflugsziel entdeckst, wirst du viel Spaß haben. Vergiss auf keinen Fall den Foto!

Pro Stunde verbrauchst du nicht viele Kalorien, nur etwa 300 kcal. Aber die Zeit macht's, denn im Laufe von vier bis fünf Stunden verbrennst du 1200 kcal bis 1500 kcal. Wenn es viel bergauf geht, sogar noch mehr. Wenn du also keine Rundtour, sondern eine Strecke von A nach B wählst, dann nimm ruhig die Richtung, die bergauf führt und fahr bergab.

Wenn du nach Hause kommst, solltest du viel trinken.

Als Abschluss des Tages nochmal eine Runde **Bauchmuskeltraining**, dann hast du es geschafft!

Zum Abendessen darfst du dir wieder 150 Gramm Ei, Fleisch oder Fisch gönnen.

Abschluss

Gratuliere! Du hast eine Woche durchgehalten!!

Wie fühlst du dich jetzt? Hoffentlich stolz, denn nicht jeder hat den Willen, sieben Tage durchzuhalten.

Dein Stoffwechsel sollte jetzt erheblich schneller sein, als vor einer Woche. Das bedeutet, dass du jetzt einen höheren Grundverbrauch haben wirst. Dein Körper frisst Kalorien, ganz von alleine.

Das wird natürlich wieder weniger werden falls du nun einfach nichts mehr tust. Wenn du deinen Stoffwechsel nur wegen einem Event oder einem Urlaub auf Trab bringen solltest, ist das nicht tragisch.

Wenn du zukünftig einen schnelleren Stoffwechsel haben willst, solltest du mindestens zweimal in der Woche (öfter ist besser) eine Stunde lang Sport treiben, dich im Alltag mehr bewegen und ausgewogen essen. Und behalte im Hinterkopf, welche Dinge die meisten Kalorien haben, inklusive Getränken, denn wir vergessen schnell, dass Getränke auch stark zu Buche schlagen können.

Nun genieße aber erst mal dein neues Lebensgefühl und gehe mit Leichtigkeit und einem gestärkten Immunsystem durchs Leben!

INTERMITTIERENDES FASTEN

Einleitung

Die Ernährung spielt eine wichtige Rolle, wenn es um unser körperliches und geistiges Befinden und unseren Gesundheitszustand geht. Logisch, schließlich liefert Sie unserem Körper Nährstoffe, die dieser dringend benötigt, um funktionieren zu können. In unserer heutigen Zeit ist Essen allerdings viel mehr als nur Nährstoffzufuhr. Es ist Genuss, Befriedigung, Trost und oftmals einfach nur Ablenkung. Leider hat unser uneingeschränkter, hemmungsloser Nahrungsmittelkonsum zu zahlreichen Volkskrankheiten, die oftmals eine Folge von Übergewicht sind, geführt. Das intermittierende Fasten setzt hier an. Es soll helfen, ein gesundes Körpergewicht zu erreichen und zu halten und einen Weg aus unserem Zustand der ständigen Übersättigung herauszufinden. In diesem Buch lernen Sie, wo das intermittierende Fasten seinen Ursprung hat, welche verschiedenen Varianten es gibt , wie sich das Intervall-Fasten auf unterschiedliche körperliche Aspekte auswirkt und welche Risiken Sie bedenken sollten. Allerdings wird nicht erklärt, wie die ganz genauen hormonellen Wirkungen auf den Körper sind. Denn dieses Buch zielt auf die Anwendung ab.

Im nächsten Schritt erhalten Sie Hilfestellung bei der Wahl des für Sie geeigneten Rhythmus, lernen, wie Sie Ihren Kalorienbedarf berechnen können und erfahren, welche Tipps und Tricks Ihnen den Einstieg erleichtern können. Außerdem erwarten Sie leckere Rezepte, die schnell zubereitet werden können und kohlenhydratarm sind. Für einen extra Motivationsschub sorgen die Erfahrungsberichte am Ende des Buches.

Kapitel 1: Intermittierendes Fasten - Fasten im Intervall

Das intermittierende Fasten erfreut sich in letzter Zeit immer größerer Beliebtheit. Es handelt sich hierbei um eine spezielle Form des Fastens bei der, anders als beim Heilfasten, innerhalb eines bestimmten Zeitrahmens gegessen werden darf. Man fastet also im Intervall - feste Fastenzeiten wechseln sich mit eingegrenzten Zeiten, in denen Nahrung aufgenommen wird, ab.

Ursprung

Das Prinzip des intermittierenden Fastens ist so alt wie die Menschheit selbst. Genauer gesagt stammt es aus einer Zeit, in der die Menschen als Jäger und Sammler lebten. Damals war Nahrung knapp und stand immer nur nach erfolgreicher Jagd zur Verfügung. Es wurde gegessen, wenn etwas da war und danach entstand eine natürliche Fastenzeit, in der zunächst neue Nahrung beschafft werden musste. Da unsere neuzeitliche Ernährung zu zahlreichen Volkskrankheiten, z.B. Diabetes, geführt hat, befassten sich Forscher genauer mit der Ernährung unserer Vorfahren. Heute leben wir in einer Welt, in der wir rund um die Uhr Zugriff auf die verschiedensten Nahrungsmittel haben. Das führt dazu, dass wir uns häufig nicht nur sättigen, sondern in einem Zustand der konstanten Übersättigung leben. Das intermittierende Fasten schiebt dem einen Riegel vor und nähert unsere Ernährung wieder der unserer frühen Vorfahren an.

Drei Varianten

Ernährungsexperten und Diät-Gurus haben verschiedene Formen des intermittierenden Fastens entwickelt und bekannt gemacht. Drei der beliebtesten lernen Sie in diesem Kapitel kennen.

- 24-Stunden Fasten: Wie der Name schon vermuten lässt wird bei dieser Variante 24 Stunden am Stück gefastet. Anschließend

135

wird ein bis drei Tage normal gegessen, bevor die nächsten 24 Stunden ohne Nahrung anstehen. Diese Methode verlangt viel Selbstdisziplin und ist für Fastenanfänger eher weniger geeignet.

- 14/10-Fasten: Hier wird 14 Stunden gefastet. Während der übrigen 10 Stunden jedes Tages darf gegessen werden. Man fastet also beispielsweise von 18 bis 8 Uhr und nimmt die Mahlzeiten zwischen 8 und 18 Uhr zu sich. Dieser Rhythmus ist recht leicht einzuhalten, ermöglicht die Einnahme von drei oder sogar mehr Mahlzeiten und eignet sich gut, um sich mit dem intermittierenden Fasten vertraut zu machen.

- 16/8-Fasten: Die wohl beliebteste und am weitesten verbreitete Methode ist das 16/8-Fasten. Diese Variante sieht eine 16-stündige Fastenzeit, gefolgt von einem 8-stündigen Zeitrahmen, in dem gegessen werden darf, vor. So könnte beispielsweise von 18 bis 10 Uhr gefastet und zwischen 10 und 18 Uhr gegessen werden.

Neben diesen drei Formen existieren noch zahlreiche weitere, weniger populäre Varianten. So gibt es z.B. das 20/4-Fasten, bei dem 20 Stunden gefastet und lediglich vier Stunden gegessen wird. Diese sehr extreme, strenge Form des Intervall-Fastens eignet sich nur für Fasten-Profis und sollte über längere Zeit nur unter ärztlicher Aufsicht durchgeführt werden. Im Rahmen der etwas lockereren "Eat-Stop-Eat"-Methode wird einen Tag, also volle 24 Stunden, gefastet, dann einen Tag lang normal gegessen, dann wieder gefastet und so weiter. Da das intermittierende Fasten solch vielfältige Varianten zulässt, ist nahezu für jeden eine passende Methode dabei.

Kapitel 2: Wissenswertes über das Kurzzeitfasten

Hat die Idee des Kurzzeitfastens Ihr Interesse geweckt? Dann informieren Sie sich in diesem Kapitel genauer darüber, welche Vorteile diese Ernährungsform mit sich bringen kann, wie und worauf sie wirkt und welche Risiken Sie bedenken sollten.

Vorteile

Das intermittierende Fasten kann sich nachweislich positiv auf verschiedene gesundheitliche Aspekte auswirken. Zum einen entlasten regelmäßige Fastenzeiten den gesamten Organismus schon allein durch die Tatsache, dass dieser so nicht rund um die Uhr mit der Nahrungsaufnahme und der Verdauung beschäftigt ist. Der Verdauungstrakt kommt zur Ruhe und kann sich regenerieren. Das Fasten im Intervall sorgt außerdem dafür, dass der Insulinspiegel über lange Zeiträume niedrig gehalten wird und das Risiko an Diabetes Typ II zu erkranken sinkt. Und auch der Wachstumshormonhaushalt wird durch das Einhalten von Fastenzeiten nachweislich angekurbelt, was sich wiederum positiv auf das Muskelwachstum und die Knochengesundheit auswirkt. Abgesehen davon können Verbesserungen der Cholesterinwerte, sowie eine positive Wirkung auf den Blutdruck beobachtet werden. Doch das ist noch längst nicht alles. Auch auf die Psyche hat das intermittierende Fasten einen Einfluss. Hier kann beispielsweise eine Verbesserung der Konzentration, eine gesteigerte Stimmung und eine allgemeine Verbesserung des Wohlbefindens festgehalten werden.

Auswirkungen auf die Insulinwerte

Insulin ist ein Hormon, das von der Bauchspeicheldrüse gebildet wird und dafür zuständig ist, die Nährstoffe, die wir durch unsere Nahrung aufnehmen, dorthin zu bringen, wo sie gebraucht werden - in die Zellen. Wird ständig gegessen, wird auch ständig Insulin ausgeschüttet. Dies führt zu einem dauerhaft erhöhten Insulinspiegel, der wiederum Krankheiten, wie Krebs und Schlaganfälle, begünstigt. Durch die seltenere Aufnahme von Nahrung und die langen, nahrungsfreien Zeiträume, wie sie beim intermittierenden Fasten entstehen, bleibt der Insulinspiegel über den Großteil des Tages auf einem niedrigen Niveau. Dies beugt einer sogenannten Insulinresistenz vor, die sich beispielsweise in der Erkrankung Diabetes Typ II äußert. Da unsere gewohnte Ernährung die Aufnahme von großen Mengen an Zucker (unter anderem auch aus Kohlenhydraten) enthält, schüttet der Körper ebenso große Mengen an Insulin aus, was, auf Dauer gesehen, zu einer solchen Resistenz führen und in verschiedenen Erkrankungen resultieren kann, da die Zellen in Bezug auf das Hormon Insulin "abstumpfen". Durch das Fasten im Intervall kann die Insulinsensitivität, also die Empfindlichkeit der Insulinrezeptoren, erhöht und einer Resistenz entgegengewirkt werden. Zudem wird so die Fettverbrennung unterstützt, die bei einem zu hohen Insulinspiegel blockiert wird und nur spärlich funktioniert.

Auswirkungen auf das Gewicht

Das intermittierende Fasten wird, trotz seiner vielfältigen Vorteile, vor allem für seinen Effekt bei einer gewünschten Gewichtsreduktion gelobt. Vielen Menschen konnte diese Ernährungsweise dabei helfen, ihr Wunschgewicht auf eine gesunde Weise zu erreichen (siehe auch Kapitel 6: Erfahrungsberichte). Zum einen liegt das natürlich daran, dass es leichter fällt, ein Kaloriendefizit (siehe auch Kapitel 3: Mein Kalorienbedarf) zu erreichen, wenn für einen Großteil des Tages gefastet wird. Zum anderen sorgt der niedrige Insulinspiegel dafür, dass die Fettverbrennung ordentlich angekurbelt wird. Die idealen Voraussetzungen für einen Gewichtsverlust sind damit gegeben. Ein weiterer Vorteil, den das Intervall-Fasten verglichen mit klassischen Diäten hat, ist die Tatsache, dass alles gegessen wird - nur eben in einem gewissen Zeitraum. Es wird weder auf Kohlenhydrate, noch auf Fette oder Zucker verzichtet. Der Körper "entwöhnt" sich dieser Nährstoffe nicht und die Gefahr eines Jojo-Effekts ist dadurch geringer. Außerdem setzt sich der Gewichtsverlust durch das intermittierende Fasten zu etwa 90% aus Fettmasse und nur zu 10% aus Muskeln zusammen. Die weitestgehende Erhaltung der Muskelmasse ist ein wichtiger Aspekt, wenn es um gesundes Abnehmen geht. Da Fett weniger Energie verbraucht als Muskeln, sinkt der Grundumsatz, also die Menge an Kalorien, die der Körper im Ruhezustand verbraucht, wenn die Muskelmasse abnimmt. Umgekehrt verbraucht der Körper mehr Energie, je höher der Anteil der Muskelmasse im Körper ist. Die weitestgehende Erhaltung der Muskelmasse ist ein wichtiger Aspekt, wenn es um gesundes Abnehmen geht. Da Fett weniger Energie verbraucht als Muskeln, sinkt der Grundumsatz, also die Menge an Kalorien, die der Körper im Ruhezustand verbraucht, wenn die Muskelmasse abnimmt. Umgekehrt verbraucht der Körper mehr Energie, je höher der Anteil der Muskelmasse im Körper ist. Um die Muskelmasse zu erhalten, sollte unbedingt genügend Eiweiß konsumiert werden (siehe Kapitel 3: Die richtige Ernährung). Als Faustregel können Sie sich hierzu merken, dass Sie pro Kilogramm Körpergewicht mindestens 1,5 Gramm Eiweiß pro Tag zu sich nehmen sollten. Bei einem Körpergewicht von 70kg sollten es also ca. 105 Gramm Eiweiß sein. Ein Hähnchenbrustfilet enthält ca. 40 Gramm Eiweiß. Aber nicht nur in Fleisch steckt Eiweiß, sondern auch in Käse, Milch und Gemüse. Da Eiweiß gut und lange sättigt, profitieren Sie doppelt davon. Wenn Sie sich zudem körperlich betätigen und Ihre Muskeln regelmäßig beanspruchen, müssen Sie sich über den Verlust von Muskelmasse keine großen Sorgen machen.

Auswirkungen auf den Alterungsprozess

Führt das Fasten zu einem längeren Leben? Nicht zwangsläufig. Wenn Sie ihr Leben lang fasten und dann mit Mitte dreißig von einem Bus angefahren werden, kann Sie auch das Fasten nicht retten. Sollte Sie der Bus allerdings verfehlen, stehen die Chancen gut, dass das Fasten Ihnen langfristig zu einem längeren Leben verhilft. Schauen wir uns zunächst an, woraus sich der Alterungsprozess zusammensetzt. Was genau passiert, wenn wir altern? Der menschliche Körper beginnt ungefähr ab dem 20. Lebensjahr zu altern. Haut und Bindegewebe erschlaffen, Muskeln bauen sich schneller ab, während Fett sich leichter ansetzt, den Knochen fehlt es an Mineralien, Gefäßverkalkungen verschlechtern die Durchblutung und somit die Versorgung der Organe, das Immunsystem wird schwächer und die Herzleistung lässt nach. Auf kognitiver Ebene können wir uns Dinge schlechter merken, Stimmungsschwankungen nehmen zu und es fällt uns schwerer, Stress zu bewältigen. Warum kommt es dazu? Das liegt unter anderem an verschiedenen Hormonen, wie z.B. DHEA (Dehydroepiandrosteron), Serotonin, Melatonin, Östrogen und Gestagen. Diese Hormone wirken verjüngend und werden mit steigendem Alter leider in geringeren Mengen produziert. Andere Hormone, wie Cortisol, Adrenalin und Insulin, werden ungehemmt weiterproduziert und fördern den Alterungsprozess. Wie schnell und in welcher Weise man altert, kommt nicht zuletzt auch auf genetische Anlagen an, ist zu einem guten Teil aber durch einen bewussten Lebensstil beeinflussbar. Durch das intermittierende Fasten wird die Produktion der verjüngenden Hormone angekurbelt, während z.B. die Insulinproduktion eingedämmt wird. Für den verjüngenden Effekt ist zu einem großen Teil das Anti-Aging-Hormon HGH, das "Human Groth Hormon", verantwortlich. Dieses Hormon wird von einer Drüse des Gehirns gebildet. Dies geschieht allerdings nur, wenn der Insulinspiegel niedrig genug ist. Das intermittierende Fasten unterstützt also die Produktion dieses Hormons, sodass über 1000% mehr davon ausgeschüttet werden kann - das ist eine ganze Menge. Das

Immunsystem profitiert ebenfalls und verschiedene körpereigene Mechanismen zur DNA-Reparatur laufen reibungsloser ab. Natürlich wirkt sich auch die Gewichtsreduktion, die oftmals durch das Fasten erzielt wird, positiv auf den langfristigen Gesundheitszustand aus. Blutdruck und Blutfettwerte normalisieren sich und die Herzleistung wird besser. Dies liegt zum einen daran, dass das Fasten stressreduzierend wirkt und die Ausschüttung des Hormons Adrenalin hemmt, das maßgeblich zu einem hohen Blutdruck beiträgt. Zum anderen greift der Körper während der Fastenzeiten auf gefäßschädigendes Cholesterin zurück, um sich mit Energie zu versorgen, sodass diese abgebaut werden. Das intermittierende Fasten kann kein langes, gesundes Leben garantieren, aber es kann definitiv dazu beitragen.

Studien und Belege

Die gesundheitlichen Auswirkungen des Fastens wurden bisher vor allem an Nagetieren getestet. 1945 wurde eine Studie hierzu an Ratten durchgeführt, die in verschiedenen Gruppen jeweils an einem von vier, an einem von drei, an einem von zwei Tagen oder eben gar nicht fasteten. Dabei stellte sich heraus, dass die fastenden Ratten länger lebten. Am längsten lebten die Ratten, die auch am häufigsten fasteten. Der Forscher Valter Longo befasste sich an der Universität von Südkalifornien in Los Angeles zunächst mit den Effekten, die das Fasten auf Zellkulturen, genauer gesagt auf eine bestimmte Bäckerhefe, hat. Hierzu kultivierte er die Zellkulturen abwechselnd in nährstoffhaltigen Lösungen oder aber Wasser. Die Lebenszeit der Zellen konnte so verlängert werden. Die darauf folgende Versuchsreihe fand an Mäusen statt und auch hier konnte ein lebensverlängernder Effekt beobachtet werden, der, so Logon, vor allem auf das gesunkene Krebsrisiko und die gestiegene Immunabwehr zurückzuführen sei. Im nächsten Schritt wurden nun 19 freiwillige, menschliche Probanden bezüglich des Fastens untersucht, allerdings wurden hier keine Ergebnisse erzielt, die verlässliche Rückschlüsse auf gesundheitliche Vorteile zuließen. In einer weiteren, umfassenderen Studie konnte Logon dann aber erläutern, dass das Intervall-Fasten die Zellregeneration anregt, die kognitive Leistungsfähigkeit steigert und zu einer stabilen Gesundheit beträgt. Eine im Jahr 2016 veröffentlichte Studie belegte außerdem, dass das intermittierende Fasten dem Körper die Umstellung zwischen der Fett- und der Kohlenhydratverbrennung erleichtert, was wieder in Bezug auf eine gewünschte Gewichtsreduktion von Bedeutung ist. Weitere Studien befassten sich mit den Auswirkungen des Fastens auf Krebszellen und beobachteten hierfür zwei Gruppen von erkrankten Mäusen. Eine Gruppe wurde unter Berücksichtigung von Fastenzeiten ernährt, die andere wie gewohnt. Nach sieben Wochen waren beinahe keine Krebszellen mehr in den Körpern der fastenden Mäuse zu finden, während der Krebs bei den Mäusen der Kontrollgruppe vorangeschritten war.

Risiken

Generell gilt das intermittierende Fasten als eine Ernährungsform, die nur wenige Risiken birgt und kann so, im Gegensatz zum Heilfasten, auch ohne ärztliche Begleitung durchgeführt werden. Menschen mit stabilem physischen und psychischem Gesundheitszustand können das Fasten im Intervall bedenkenlos im Alleingang ausprobieren. Allerdings sollte der Körper, vor allem in der Anfangszeit, achtsam beobachtet und bei auftretenden Beschwerden ein Arzt aufgesucht werden. Für bestimmte Menschengruppen eignet sich das intermittierende Fasten nur eingeschränkt. Dazu gehören alte Menschen, Kinder und Jugendliche mit Normalgewicht, Menschen mit Diabetes oder anderweitig Erkrankte, sowie Schwangere und stillende Mütter. Diese sollten unbedingt Rücksprache mit ihrem Hausarzt halten, bevor sie mit dem intermittierenden Fasten beginnen. Auch Menschen, die unter einer Essstörung leiden oder gelitten haben sollten zunächst ärztlichen Rat einholen. Wer das intermittierende Fasten möglichst effektiv und individuell angepasst durchführen möchte, kann außerdem eine Ernährungsberatung Anspruch nehmen.

Kapitel 3: Die Praxisphase

Haben Sie die letzten Kapitel in Ihrem Interesse für das intermittierende Fasten bestärkt? Dann wird es Zeit, das Ganze selbst auszuprobieren. Wie jede Ernährungsumstellung sollte auch das intermittierende Fasten im Voraus gut durchdacht und nicht "über Nacht" begonnen werden, damit die Erfolgschancen gut stehen.

Welche Variante passt zu mir?

Zunächst stellt sich nun natürlich die Frage, welche Form des intermittierenden Fastens am besten zu Ihren individuellen Bedürfnissen und Erwartungen passt. Nehmen Sie sich etwas Zeit, um diese Entscheidung zu treffen. Je besser die Variante zu Ihnen passt, desto leichter wird es Ihnen fallen, den Rhythmus einzuhalten. Fragen Sie sich: Wie sieht mein Tagesablauf aus? Wann habe ich Hunger? Wann könnte ich auf eine Mahlzeit verzichten? Was muss ich tagsüber leisten? Was möchte ich mit dem intermittierenden Fasten erreichen? Wenn Sie schon Erfahrung mit dem Fasten haben und lediglich schnell einige Kilos verlieren möchten, könnte sich die 20/4-Methode oder auch das 24-Stunden-Fasten eignen. Haben Sie einen geregelten 9-5-Job und morgens sowieso keine Zeit für ein Frühstück, dann passt die 18/6-Methode wahrscheinlich gut zu Ihnen. Und wenn Sie sich und Ihrem Körper auf eher sanftere Weise etwas Gutes tun wollen oder zunächst "klein" anfangen möchten, dann ist die 14/10-Methode das richtige Modell für Sie. Sie sind sich nicht sicher, welche Variante die beste Wahl für Sie ist? Lassen Sie Ihren Bauch entscheiden und wagen Sie einen Versuch. Sollten Sie nach einigen Wochen feststellen, dass der gewählte Rhythmus Ihren Erwartungen nicht entspricht, haken Sie den Versuch als Erfahrung ab und probieren Sie eine andere Variante aus. Alternativ bietet sich natürlich auch der Besuch einer Ernährungsberatung an, um sich zur individuell ideal geeigneten Methode beraten zu lassen.

Die richtige Ernährung

An sich stellt das intermittierende Fasten keine Anforderungen an die Ernährung zwischen den Fastenzeiten. Dennoch sollte natürlich auf eine ausgewogene, gesunde Ernährung geachtet werden, die den Körper mit allen benötigten Nährstoffen versorgt und nicht belastet. Empfohlen wird eine Ernährung nach dem Low Carb Prinzip, also eine kohlenhydratarme, ballaststoffreiche Kost. So werden Heißhungerattacken durch plötzliche Anstiege beziehungsweise folgende Abfälle des Insulinspiegels vermieden und die Verdauung wird gefördert. Proteine sind außerdem für eine langfristige Sättigung zuständig. Beachten Sie allerdings, dass Low Carb nicht "No Carb" bedeutet. Die Kohlenhydrate, die im Übrigen ein wichtiger Energielieferant des Körpers sind, werden lediglich reduziert, nicht komplett vermieden. Am Ende dieses Kapitels finden Sie einige Rezeptvorschläge für Gerichte, die gut zum intermittierenden Fasten passen.

Mein Kalorienbedarf

Ihr täglicher Kalorienbedarf setzt sich aus verschiedenen Faktoren zusammen und gibt Ihnen einen Anhaltspunkt zur Menge der Kalorien, die Sie konsumieren sollten. Werfen wir zunächst einen Blick auf den Grundumsatz. Hierbei handelt es sich um die Menge an Kalorien, die Ihr Körper im absoluten Ruhezustand verbraucht, um sich am Leben zu erhalten. In seine Berechnung fließen Faktoren wie das Alter, das Gewicht, das Geschlecht und das Verhältnis von Körperfett zu Muskelmasse mit ein. Im Durchschnitt liegt der Grundumsatz einer Frau im Alter von 25 bis 50 Jahren bei circa 1.400 Kilokalorien, bei einem Mann im selben Alter bei circa 1.800 Kilokalorien. Ihren ungefähren Grundumsatz können Sie ganz einfach und kostenlos unter http://www.bmi-rechner.net/grundumsatz berechnen lassen. Nun befindet sich Ihr Körper natürlich nicht rund um die Uhr im Ruhezustand. Demnach erhöht sich Ihr Grundumsatz um die Kalorien, die Sie durch tägliche Aktivitäten bei der Arbeit, beim Sport oder im Haushalt verbrauchen. Diese Kalorienmenge nennt sich Leistungsumsatz und wird unter Berücksichtigung der Intensität verschiedener Aktivitäten berechnet. Erfahren Sie mehr zu Ihrem

Leistungsumsatz unter http://www.bmi-rechner.net/grundumsatz. Die Summe aus Grund- und Leistungsumsatz bildet den Gesamtumsatz. Um Ihr Gewicht zu halten, müssen Sie täglich Ihren Gesamtumsatz decken. Für eine Gewichtszunahme müssten Sie dementsprechend mehr, für eine Gewichtsreduktion weniger essen. Dabei sollte immer beachtet werden, dass zumindest der Grundumsatz gedeckt wird. Um einen Überblick darüber zu bekommen, wie viele Kalorien Sie täglich konsumieren, kann es hilfreich sein, für eine Zeit den Kaloriengehalt der konsumierten Lebensmittel zu notieren. Natürlich reichen hier grobe Angaben, Sie müssen nicht jede einzelne Kalorie zählen. Schon nach zwei bis drei Wochen gewinnen Sie so wertvolle Erkenntnisse aus Ihren Notizen, die Ihnen helfen, Ihren Kalorienkonsum einzuschätzen.

Intermittierendes Fasten und Sport

Neben einer bewussten Ernährung gehört, wie Sie wissen, auch regelmäßige Bewegung zu einem gesunden Leben. Generell erlaubt das intermittierende Fasten allerlei Arten von sportlicher Betätigung und sogar Leistungssport soll prinzipiell betrieben werden können. Letztendlich wird Ihr Körper Ihnen sagen, wie viel Sie Ihm an Fastentagen zumuten können. In der Anfangszeit, bevor Ihr Körper sich an den neuen Rhythmus gewöhnt hat, sollten Sie sich nicht überfordern und im Training etwas kürzertreten, auf Dauer sollte Sie das Fasten aber nicht von intensiven Workouts abhalten. Wenn Sie bisher kein großer Freund von physischer Aktivität waren und eher zum Typ Sportmuffel gehören, sollten Sie sich überlegen, wie Sie Schritt für Schritt mehr Bewegung in Ihr Leben integrieren können. Für den Anfang eignen sich kurze tägliche Spaziergänge gut, die Sie nach und nach ausweiten können. Versuchen Sie außerdem, eine Sportart zu finden, die Ihnen Freude bereitet. Es bringt nichts, sich zum Joggen zu zwingen, wenn Sie jede Minute des Trainings hassen und in Folge dessen nach zwei, drei Anläufen wieder damit aufhören. Bei der großen Auswahl an Sportangeboten ist sicherlich auch etwas dabei, das genau zu Ihnen passt. Vielleicht besuchen Sie einen Yoga- oder Pilateskurs, probieren sich im Tennis aus oder unternehmen Radtouren. Vielleicht treten Sie auch einem Verein, z.B. einer Fußballmannschaft oder einer Aerobicgruppe, bei - in der Gruppe fällt vieles leichter und man hat die Möglichkeit, sich gegenseitig zu motivieren. Alternativ können Sie auch einen Schnuppertermin in einem Fitnessstudio in Ihrer Nähe vereinbaren, verschiedene Geräte ausprobieren und testen, ob eine Mitgliedschaft sich für Sie lohnen würde. Ganz egal wofür Sie sich entscheiden - die Hauptsache ist, dass Sie in Bewegung kommen und den Spaß am Sport entdecken.

Vorbereitung & Eingewöhnung

Nachdem Sie nun wissen, mit welcher Variante Sie starten möchten, sollten Sie sich auf die Ernährungsumstellung vorbereiten. Am besten gehen Sie langsam an die Sache heran, um Ihren Körper nicht zu überfordern. Starten Sie z.B. mit einem bis zwei Fastentagen pro Woche oder fasten Sie zunächst für 6, dann für 8, dann für 10 Stunden und erhöhen Sie die Stundenzahl nach und nach, bis Sie bei Ihrem gewünschten Rhythmus angekommen sind. So hat Ihr Körper die Chance, sich langsam an die neue Situation zu gewöhnen. Schon im Voraus sollten Sie sich Notfallpläne für schwierige Situationen zurechtlegen. Wenn Sie beispielsweise wissen, dass es Ihnen schwerfallen wird, abends vor dem Fernseher nichts mehr zu essen, sollten Sie zu dieser Zeit für Ablenkung sorgen und einen gesunden Snack griffbereit halten, auf den Sie im Notfall zurückgreifen können. Sie sollten sich außerdem darüber im Klaren sein, dass der ungewohnte Hunger in den ersten Tagen zu Konzentrationsschwierigkeiten, Müdigkeit, Kopfschmerzen und Erschöpfung führen kann. Seien Sie sich bewusst, dass dies lediglich vorübergehende Reaktionen Ihres Körpers auf die Umstellung sind, die sich bereits nach spätestens zwei Wochen gelegt haben sollten. Planen Sie Ihre Ernährung für die ersten paar Tage im Voraus - so haben Sie eine Struktur, an der Sie sich von Fastenintervall zu Fastenintervall entlanghangeln können.

Tipps, Tricks & Hinweise

Im Folgenden finden Sie einige nützliche Hinweise und praktische Tipps zum Thema intermittierendes Fasten, die Sie sich durchlesen sollten, bevor Sie mit der Umstellung beginnen und die Ihnen diese hoffentlich etwas erleichtern.

- **Loslegen:** Während die richtige Vorbereitung, wie Sie wissen, eine große Rolle spielt, ist es noch viel wichtiger, irgendwann tatsächlich loszulegen. Nicht "morgen", sondern "heute". Geben Sie sich einen Ruck und machen Sie den ersten Schritt. Aller Anfang ist schwer, das ist wahr - das bedeutet aber auch, dass es mit jedem Tag, den Sie schaffen, einfacher wird.

- **Motiviert bleiben:** Es gibt verschiedene Möglichkeiten, wie Sie sich zwischendurch zu mehr Motivation verhelfen können, wenn das Durchhalten schwer fällt. Zunächst sollten Sie sich Ihre Ziele vor Augen halten. Warum haben Sie mit dem intermittierenden Fasten angefangen? Erinnern Sie sich an Ihre Gründe. Außerdem können Sie die Technik der Visualisierung nutzen, indem Sie sich selbst vorstellen, bereits an Ihrem Ziel angekommen zu sein. Wenn Sie beispielsweise vor allem Gewicht verlieren möchten, können Sie sich vorstellen, wie Sie ein Kleid in Ihrer Wunschgröße anprobieren und es perfekt passt. Stellen Sie sich vor, wie Sie sich in diesem Moment fühlen werden und versuchen Sie, dieses Gefühl zu verinnerlichen. Sie können Ihr individuelles Bild mit regelmäßiger Übung jederzeit, immer und überall heraufbeschwören und sich so einen Motivationsschub verpassen. Gibt es Bilder, Fotos oder Sätze, die motivierend auf Sie wirken? Dann könnten Sie eine Collage aus diesen Bildern erstellen, die Sie sich jederzeit anschauen können, wenn die Motivation nachlässt. Alternativ können Sie die Bilder auch in einem Ordner auf Ihrem Smartphone abspeichern - so haben Sie sie jederzeit dabei und können darauf zugreifen, egal wo Sie sind.

- **Fortschritte festhalten:** Legen Sie sich, direkt zu Beginn Ihrer Erfahrung mit dem intermittierenden Fasten, ein kleines Notizbuch zu, in dem Sie von nun an all Ihre Fortschritte festhalten, egal wie klein Ihnen diese auch vorkommen mögen. Ist es Ihnen schon leichter gefallen, die Fastenzeit einzuhalten? Hatten Sie Appetit oder gar Heißhunger, konnten sich aber zurückhalten oder haben auf einen gesunden Snack zurückgegriffen? Haben Sie sich zu einem Spaziergang aufgerafft? Fühlen Sie sich vielleicht schon energiegeladener? Stellen Sie eine Verbesserung Ihres Hautbildes oder des allgemeinen Wohlbefindens fest? Jeder kleine Erfolg sollte hier dokumentiert werden. So stellen Sie sicher, dass Sie die vielen kleinen Schritte auf dem Weg zum großen Erfolg nicht übersehen. Wann immer Sie das Gefühl haben, nicht vorwärts zu kommen oder nichts zu erreichen, können Sie von nun an dieses Buch hervornehmen und schwarz auf weiß nachlesen, was Sie bereits geschafft haben.

- Umgang mit Hunger: Der Hunger ist ein Problem, das Ihnen vor allem in den ersten Tagen zu schaffen machen kann. Es gibt einige Tipps, die Ihnen helfen können, durchzuhalten. Zunächst sollten Sie sich immer die Frage stellen, ob Sie Hunger haben, oder ob es sich lediglich um Appetit handelt. Oder haben Sie vielleicht Durst? Durst wird häufig mit Hunger verwechselt, also sollten Sie zunächst ein Glas Wasser trinken, um diesen Fall auszuschließen. Sie können zudem beispielsweise Ihre Zähne putzen oder eine Mundspülung verwenden. Der frische Geschmack im Mund kann Heißhunger sofort lindern. Kaugummikauen gilt auch als hilfreich, da dem Mund so etwas zu "beißen" gegeben wird. Ansonsten gilt: Ablenkung suchen. Heißhungergefühle vergehen häufig schon nach wenigen Minuten, es reicht also, diese kritischen Momente zu überbrücken. Konzentrieren Sie sich auf ein Mandala, schauen Sie eine Serie oder gehen Sie für ein paar Minuten an die frische Luft - in vielen Fällen hat sich der Hunger danach bereits gelegt. Es gibt einen Akkupressurpunkt, der Hungergefühle dämpfen kann. Durch die Stimulation des Druckpunktes, der sich zwischen Oberlippe und Nase befindet, wird ein Signal an das Gehirn gesendet, das diesem Sättigung suggeriert. Legen Sie Ihren Zeigefinger auf diesen Punkt und üben Sie für etwa fünf Sekunden Druck darauf aus. Wiederholen Sie den Druck drei- bis viermal. Als Wunderwaffe gegen Hunger gilt momentan der "Bullet Proof Coffee", kurz BPC. Es handelt sich hierbei um Kaffee, der durch Butter und MTC Öl, das aus Kokosöl gewonnen wird, ergänzt wird. MTC Öl besteht hauptsächlich aus mittelkettigen Fettsäuren, die den Stoffwechsel ankurbeln und als gesundheitsfördernd gelten. Die seltsam anmutende Mischung soll nicht nur annehmbar schmecken, sondern Hungergefühle im Keim ersticken. Auch Wärme wirkt sich nachweislich positiv aus, denn sie signalisiert uns Entspannung und Wohlbefinden. Ein warmes Bad, eine Tasse Tee oder eine Wärmflasche können helfen,. Lässt der Hunger trotz allem nicht nach und die Fastenzeit ist noch längst nicht dem Ende nahe, so sollten Sie etwas essen. Greifen Sie zu einem gesunden Snack, z.B. zu einer Banane, und setzen Sie den Rhythmus anschließend nahtlos fort.

- Umgang mit Rückschlägen: Wahrscheinlich werden Sie früher oder später einen Rückschlag erleben. Das ist vollkommen normal, schließlich macht jeder Mensch Fehler. Erinnern Sie sich daran, dass es nicht um Perfektion geht, sondern darum, Ihr Bestmögliches zu geben. Wenn Sie sich beispielsweise mehrere Tage an die Fastenzeiten gehalten haben und Ihnen dann ein Ausrutscher passiert, sollten Sie nicht nur diesen Ausrutscher sehen, sondern sich vielmehr auf die Tage davor, die Sie so gut gemeistert haben, konzentrieren. Versuchen Sie aus Ihrem Fehler zu lernen, indem Sie Ihn genau betrachten. Wie kam es dazu? Und was können Sie tun, um zu verhindern, dass sich dieser Fehler wiederholt? Lassen Sie nicht zu, dass ein kleiner Rückschlag Sie ausbremst und Ihre Motivation klaut. Akzeptieren Sie, was geschehen ist, versuchen Sie, daran zu wachsen und schauen Sie nach vorn. Merken Sie sich: jeder Fehler hat nur so viel Bedeutung, wie Sie selbst ihm zumessen.

- Gleichgesinnte finden: Wie so vieles im Leben fällt auch das Fasten leichter, wenn man dabei nicht auf sich allein gestellt ist. Sie können Menschen aus Ihrem Umfeld von Ihrem Vorhaben erzählen - vielleicht erklärt sich jemand bereit, diese Erfahrung mit Ihnen gemeinsam zu machen. Ansonsten finden Sie online Communitys und Foren, auf denen Sie sich mit anderen Menschen, die sich für das intermittierende Fasten begeistern, austauschen können. So bekommen Sie Einblicke, wie andere das Fasten handhaben. Zudem sorgt ein solcher Austausch für einen ordentlichen Motivationsschub.

- Bewusst essen: Durch die Fastenintervalle sind die Zeiten, in denen Sie essen dürfen, stark begrenzt. Umso wichtiger ist es, bewusst zu essen, wenn Sie essen. Nehmen Sie sich Zeit für jede Mahlzeit, kauen Sie jeden Bissen bewusst und zelebrieren Sie das Essen auf diese Weise. So bleiben Sie nicht nur länger satt, sondern erleben das Essen intensiver, wodurch Ihnen das Warten auf die nächste Mahlzeit leichter fallen wird.

- Sinnvoll belohnen: Wie wir wissen, wirken Belohnungen nicht nur in der Tiererziehung Wunder, sondern helfen auch uns Menschen, motiviert zu bleiben und unsere Ziele leichter zu erreichen. Überlegen Sie sich, wofür genau Sie sich belohnen wollen und seien Sie dabei großzügig mit sich selbst. Belohnen Sie also auch kleinere Erfolge, nicht nur die großen Schritte. Haben Sie sich z.B. eine Woche lang an die Fastenzeiten gehalten, so sollten Sie das feiern. Oder haben Sie ein Zwischenziel auf Ihrem Weg zum Wunschgewicht erreicht? Dann ist auch hier eine Belohnung fällig. Aber Achtung: Wählen Sie Ihre Belohnungen sinnvoll aus. Es ist beispielsweise kontraproduktiv, sich für einen Gewichtsverlust mit einer Sahnetorte zu belohnen. Damit würden Sie sich nur selbst Steine in den Weg legen und dafür sorgen, dass Sie Ihr nächstes Ziel erst später erreichen. Stattdessen könnten Sie sich mit einem kleinen Ausflug, einem neuen Kleidungsstück, einer Massage oder einem interessanten Buch belohnen. Was immer Ihnen eine Freude bereitet, ohne dabei Ihren Zielen im Weg zu stehen, eignet sich hervorragend als Belohnung. Auch wenn die größte aller Belohnungen natürlich die Erreichung Ihrer Ziele selbst ist, können kleine zusätzliche Belohnungen Ihnen den Weg dorthin versüßen.

Kapitel 4: Rezepte

In diesem Kapitel finden Sie einige gesunde Low Carb Rezepte für Frühstück, Mittag- und Abendessen, die gut zum intermittierenden Fasten passen. Je nach Rhythmus fällt bei Ihnen natürlich das tägliche Frühstück oder das Abendessen weg - schauen Sie sich die Rezepte trotzdem einmal an, schließlich können Sie theoretisch auch abends "frühstücken". Die Mengen- und Kalorienangaben beziehen sich dabei, wenn nicht anders angegeben, auf jeweils eine Portion.

Frühstück

<u>Green Smoothie (~ 250 kcal)</u>

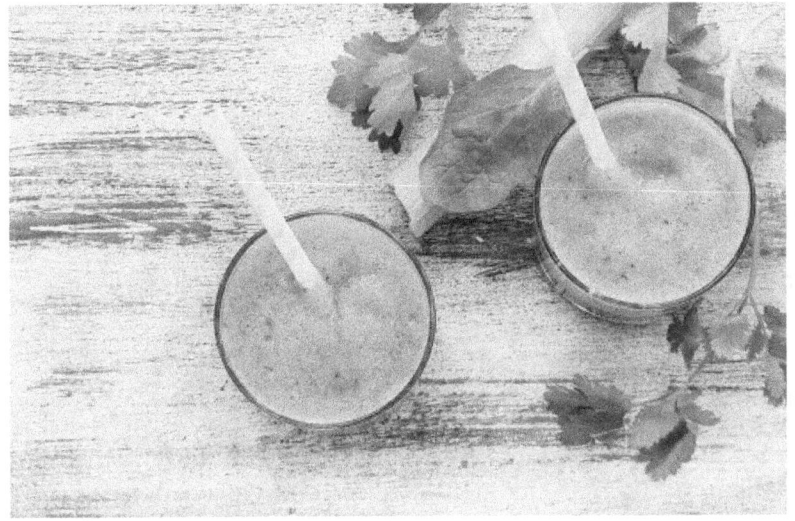

1 Banane

150 g Spinat

100 g Feldsalat

1/3 Gurke

100 ml Milch

200 ml Wasser

1 EL Zitronensaft

Zubereitung:

Schälen Sie die Banane und die Gurke und schneiden Sie beides in grobe Stücke. Waschen Sie die Spinatblätter und den Feldsalat und geben Sie Gemüse und Obst in den Mixer. Füllen Sie Wasser, Milch und Zitronensaft dazu und verarbeiten Sie die Zutaten zu einer glatten Flüssigkeit.

Tipp: Grüne Smoothies sind keinesfalls langweilig! Sie können für Abwechslung sorgen, indem Sie einen Apfel, eine Birne, zwei Kiwis oder eine halbe Mango anstelle der Banane verwenden. Beim grünen Gemüse können Sie zwischen Grünkohl, Löwenzahn, Rucola, einer halbe Avocado, Brennnesseln etc. wechseln.

Himbeer-Joghurtdrink (~ 215 kcal)

150 g Himbeeren

150 g Naturjoghurt

75 ml Milch

1 TL Honig

1 TL Zitronensaft

Zubereitung:

Waschen Sie die Himbeeren und füllen Sie sie in den Mixer. Geben Sie Joghurt, Milch, Honig und Zitronensaft dazu und verarbeiten Sie alles zu einer cremigen, dickflüssigen Konsistenz.

Kerniger Früchtequark (~ 350 kcal)

200 g Quark (ungesüßt)

1 Aprikose

3 - 4 Erdbeeren

1 TL Leinsamen

2 EL Mandelblättchen

5 Walnüsse

1 TL Honig

1 TL Zitronensaft

Zubereitung:

Vermengen Sie zunächst den Quark mit Honig und Zitronensaft. Erhitzen Sie eine Pfanne ohne Fett und rösten Sie die Mandelblättchen darin, bis sie sich braun verfärben. Waschen Sie die Erdbeeren, entfernen Sie den Strunk und schneiden Sie sie in Scheiben. Waschen und entkernen Sie die Aprikose und schneiden Sie sie in Würfel. Hacken Sie die Walnüsse, geben Sie das Obst, die Leinsamen, Mandelblättchen und Walnüsse zum Quark und vermengen Sie alle Zutaten gründlich.

Smoothie-Bowl (~ 600 kcal)

200 g Quark (ungesüßt)

100 g Naturjoghurt

150 g TK-Beerenmischung

1/2 Banane

1 Kiwi

20 g Chiasamen

1 TL Kakaopulver

3 Pakannüsse

Zubereitung:

Schälen Sie die Banane und die Kiwi und schneiden Sie beides in Scheiben. Füllen Sie den Joghurt, die tiefgekühlten Beeren und das Kakaopulver in den Mixer und verrühren Sie alles kräftig. Gießen Sie die dickflüssige Masse in eine Schale, bestreuen Sie sie mit den Chiasamen und verteilen Sie die Obstscheiben darauf. Hacken Sie die Pekannüsse und garnieren Sie die Smoothie-Bowl damit.

Tipp: Smoothie Bowls bieten schier unendliche Variationsmöglichkeiten. Verwenden Sie verschiedenes Obst und Gemüse und allerlei Nüsse und Samen, um für Abwechslung zu sorgen. Auch Kokosraspeln, Schokoraspeln und Trockenobst machen sich gut in einer Smoothie-Schale.

Vitamin-Glas (~ 300 kcal)

1/2 Mango

125 g Naturjoghurt

1 Orange

1 EL gehackte Mandeln

1 TL Honig

1 TL Zitronensaft

Zubereitung:

Schälen und entkernen Sie die Mango und pürieren Sie das Fruchtfleisch mit dem Zitronensaft. Rühren Sie das Püree zum Joghurt und geben Sie den Honig dazu. Schälen Sie die Orange und entfernen Sie die Häute so gut wie möglich. Nehmen Sie nun ein geeignetes Glas zur Hand und schichten Sie abwechselnd Joghurt und Fruchtfleisch der Orange darin auf. Rösten Sie zum Schluss die gehackten Mandeln kurz in einer Pfanne an und garnieren Sie das Glas damit.

Kokos-Mandel-Creme mit Johannisbeeren (~ 650 kcal)

100 g Mascarpone

100 g Quark

75 g Naturjoghurt

3 EL Mandelmus

3 EL Kokosraspeln

50 g Johannisbeeren

1 TL Honig

Zubereitung:

Vermengen Sie Quark, Joghurt und Mascarpone mit Honig und Mandelmus. Rühren Sie die Kokosraspeln ein, waschen Sie die Johannisbeeren und garnieren Sie die süße Creme damit.

Chia-Pudding (~ 275 kcal)

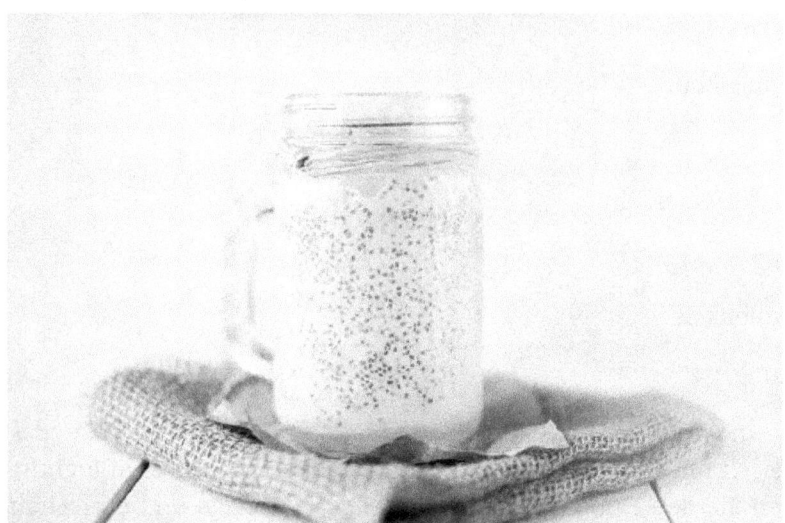

2 EL Chiasamen

75 ml Milch

50 ml Kokosmilch

1 TL Honig

Echte Vanille

Zimt

Zubereitung:

Mischen Sie Milch und Kokosmilch und rühren Sie den Honig ein. Würzen Sie die Flüssigkeit mit echter Vanille, sowie mit etwas Zimt. Geben Sie nun die Chiasamen dazu, rühren Sie kräftig um, füllen Sie das Ganze in eine passende Schale oder in ein Glas und stellen Sie es für mindestens 30 Minuten in den Kühlschrank. In dieser Zeit quellen die Chiasamen, nehmen so die Flüssigkeit auf und verwandeln die Masse in einen stichfesten Pudding.

Tipp: Für den Wachmacher-Effekt am Morgen können Sie den Pudding mit frisch gebrühtem Kaffee anstelle der Milch zubereiten.

Süße Pfannenpizza (~ 350 kcal)

1 Ei

50 ml Milch

1 TL Zucker (alternativ z.B. Erythrit)

1 - 2 EL Vanille-Proteinpulver

15 g Mandelmehl

1 EL Kokosöl

5 Erdbeeren

3 - 4 Walnüsse

1 EL Kokosraspeln

Öl für die Pfanne

Zubereitung:

Schlagen Sie zunächst das Ei mit dem Zucker und dem Kokosöl schaumig. Geben Sie anschließend die Milch dazu, vermengen Sie Mandelmehl und Proteinpulver und lassen Sie die Mischung einrieseln. Backen Sie den fertigen Teig mit etwas Öl in einer Pfanne zu einem flachen Boden aus. Waschen Sie die Erdbeeren und schneiden Sie sie in Scheiben. Hacken Sie die Walnüsse und belegen Sie die Pfannenpizza mit den Erdbeerscheiben, den Walnussstücken und den Kokosraspeln.

Einfaches Rührei mit Kräutern (~ 225 kcal)

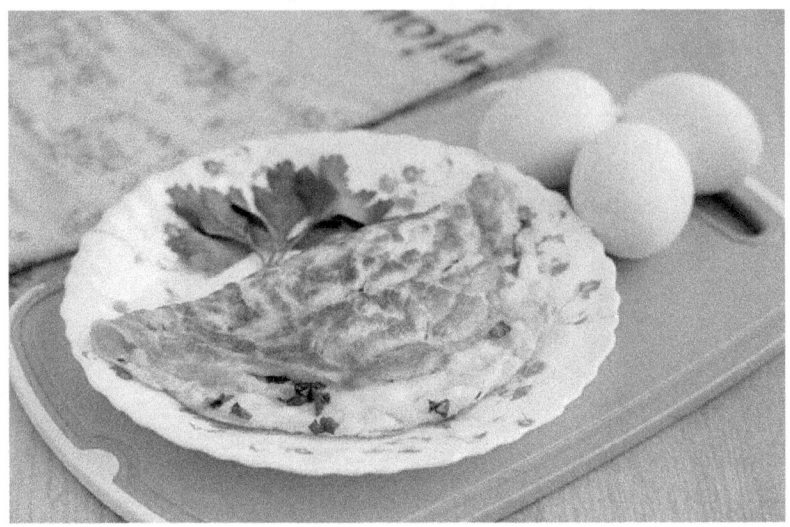

2 Eier

40 ml Milch

1 EL Sahne

1 EL gehackter Schnittlauch

1 EL gehackte Petersilie

1 EL Kresse

1 TL gehackte Zitronenmelisse

Salz und Pfeffer

Öl für die Pfanne

Zubereitung:

Verquirlen Sie die Eier mit der Milch, der Sahne und den Kräutern und würzen Sie mit Salz und Pfeffer. Erhitzen Sie eine Pfanne mit etwas Öl und füllen Sie die Ei-Masse hinein. Warten Sie kurz, bis sich die Masse etwas verfestigt und rühren Sie dann kräftig um. Backen Sie das Rührei unter gelegentlichem Umrühren und Wenden goldgelb an und schmecken Sie bei Bedarf erneut mit Salz und Pfeffer ab.

Tipp: Am besten schmeckt das Rührei natürlich mit frischen Kräutern. Zur Not können Sie aber auch getrocknete Kräuter, z.B. einen Gartenkräutermix, verwenden.

Rührei mit Champignons, Spinat und Tomaten (~ 300 kcal)

2 Eier

40 ml Milch

1 EL Sahne

50 g Champignons

50 g Babyspinat

5 Cherrytomaten

1/2 Zwiebel

25 g geriebener Gouda

Salz und Pfeffer

Öl für die Pfanne

Zubereitung:

Verquirlen Sie zunächst die Eier mit Milch und Sahne und würzen Sie
kräftig mit Salz und Pfeffer. Hacken Sie die Zwiebel fein und braten Sie
die Zwiebelstücke in einer Pfanne mit etwas Öl an. Waschen und
halbieren Sie die Tomaten, schneiden Sie die Champignons in Scheiben
und waschen Sie den Babyspinat, bevor Sie ihn grob hacken. Füllen Sie
nun die Ei-Masse zu den Zwiebeln in die Pfanne und mischen Sie das
Gemüse und den Käse darunter. Warten Sie, bis die Masse etwas fest
wird und rühren Sie dann sorgfältig um. Backen Sie das Rührei goldgelb
aus und schmecken Sie bei Bedarf nochmals mit Salz und Pfeffer ab.

Hauptgerichte

Zoodles mit Frischkäse-Tomaten-Creme (~ 225 kcal)

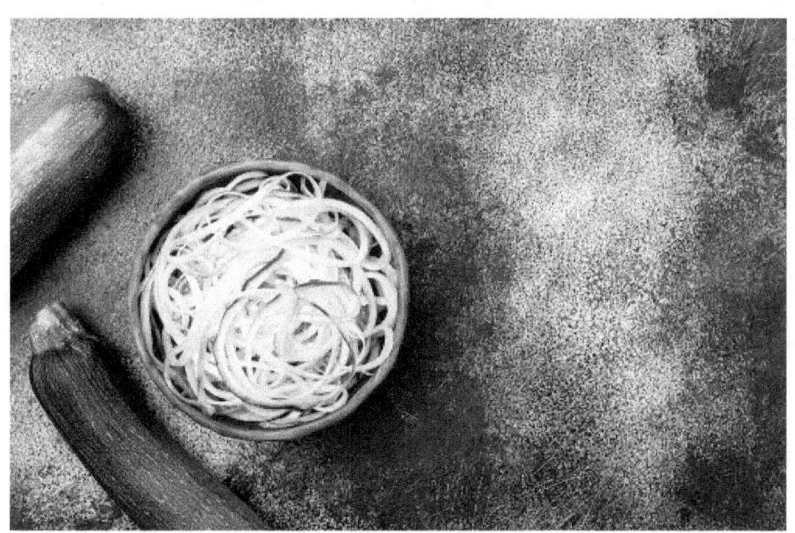

1 Zucchini

75 g Frischkäse

75 g Tomaten

2 EL Basilikumblätter

1 TL Zitronensaft

Salz und Pfeffer

Zubereitung:

Zoodles stellen eine gesunde, kohlenhydratarme Alternative zu klassischen Nudeln dar. Schälen Sie die Zucchini und bringen Sie sie mit einem Spiralschneider in Nudelform. Wenn Sie keinen Spiralschneider haben, können Sie auch einen normalen Gemüseschäler verwenden. Legen Sie etwas Küchenpapier bereit und verteilen Sie die Zucchinistreifen darauf, bevor Sie diese mit Salz bestreuen und zum Auswässern liegen lassen. Waschen Sie derweil die Tomaten und pürieren Sie sie mit den Basilikumblättern, Zitronensaft und etwas Salz und Pfeffer im Mixer. Vermengen Sie das Püree anschließend gründlich mit dem Frischkäse und würzen Sie bei Bedarf nochmals nach. Erhitzen Sie leicht gesalzenes Wasser in einem Topf und kochen Sie die Zucchininudeln für etwa 10 bis 15 Minuten darin. Die Nudeln sollten weich sein, aber nicht zerfallen.

Tipp: Bleiben Sie beim Topf und testen Sie die Zoodles hin und wieder auf ihre Konsistenz. So verpassen Sie den richtigen Zeitpunkt nicht.

Feta-Spieße (~ 325 kcal)

75 g Fetakäse

1/3 Zucchini

1/2 gelbe Paprika

5 Cherrytomaten

50 g Champignons

1 - 2 EL Olivenöl

Zwiebelpulver

Paprikapulver

Salz und Pfeffer

Zubereitung:

Heizen Sie den Ofen auf 180 °C Ober-/ Unterhitze vor. Schälen Sie die Zucchini und waschen Sie das übrige Gemüse. Schneiden Sie die Champignons in Viertel, die Paprika in Würfel und die Zucchini in circa 1 cm dicke Scheiben. Würfeln Sie den Fetakäse und legen Sie Schaschlikspieße bereit. Füllen Sie das Gemüse und die Käsewürfel in eine Schale. Verrühren Sie das Olivenöl mit den Gewürzen, gießen Sie die Mischung zur Schale und vermengen Sie alles, sodass das Gemüse rundum mit Öl benetzt ist. Nehmen Sie nun die Spieße zur Hand und spießen Sie Gemüse und Käse darauf auf. Legen Sie Backpapier auf einen Backofenrost und verteilen Sie die Spieße darauf, bevor Sie sie für etwa 25 Minuten in den Ofen schieben.

Tipp: Im Sommer schmecken diese Spieße am besten frisch vom Grill.

Blumenkohl-Curry (~ 375 kcal)

1/2 Blumenkohl

100 g Kidneybohnen

50 g Mais

1/2 Zwiebel

2 EL Creme Fraiche

4 EL Sahne

1 TL Zitronensaft

1 EL Sonnenblumenöl

Gemüsebrühpulver

Currypulver

Salz und Pfeffer

Öl für die Pfanne

Zubereitung:

Hacken Sie zunächst die Zwiebel in feine Stücke. Waschen Sie den Blumenkohl und zerteilen Sie ihn grob in Röschen. Füllen Sie diese in den Mixer und verarbeiten Sie sie zu kleinen Flocken. Erhitzen Sie nun eine Pfanne mit etwas Öl und braten Sie die Zwiebelstücke darin an. Geben Sie anschließend die Blumenkohlflocken dazu und braten Sie diese, bis sie sich braun färben und knusprig werden. Geben Sie den Mais, die Kidneybohnen und die Sahne dazu und würzen Sie mit Gemüsebrühpulver, einer ordentlichen Portion Curry, sowie Salz und

Pfeffer. Rühren Sie etwas Zitronensaft und zum Schluss die Creme Fraiche ein.

Spinat und Spiegeleier (~ 425 kcal)

3 Eier

250 g TK-Spinat

50 ml Milch

2 EL Sahne

1 EL Sonnenblumenöl

Gemüsebrühpulver

Zwiebelpulver

Salz und Pfeffer

Zubereitung:

Füllen Sie die Milch in einen Topf, erwärmen Sie sie und platzieren Sie den Spinat zum Auftauen darin. Erhitzen Sie eine Pfanne mit etwas Öl und braten Sie die Spiegeleier darin an. Wenn der Spinat aufgetaut ist würzen Sie ihn mit Gemüsebrühpulver, etwas Zwiebelpulver, sowie Salz und Pfeffer und rühren Sie zum Schluss die Creme Fraiche ein. Würzen Sie die Spiegeleier mit Salz und Pfeffer und servieren Sie sie mit dem Spinat.

Gebackenes Gemüse (~ 475 kcal)

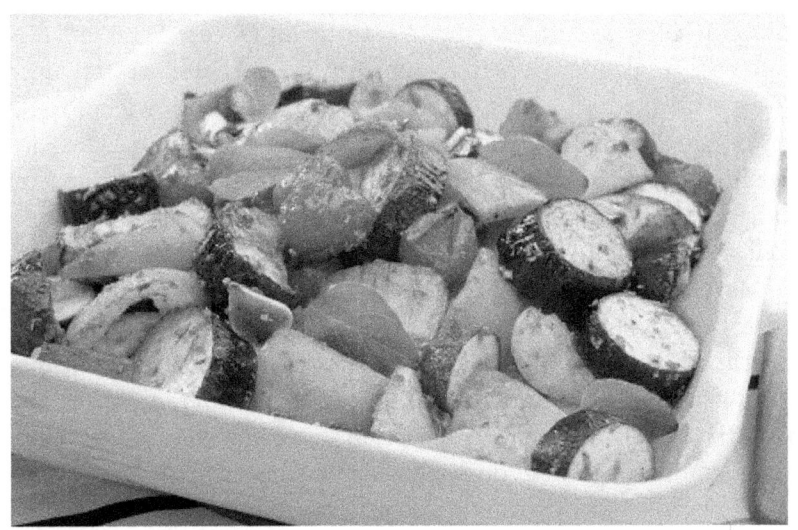

50 g Ziegenkäse

2 Karotten

1/4 Zucchini

1/2 Zwiebel

5 Cherrytomaten

1/2 gelbe Paprika

1/2 Süßkartoffel

3 EL Sonnenblumenöl

Knoblauchpulver

Gemüsebrühpulver

Paprikapulver

Salz und Pfeffer

Margarine für die Form

Zubereitung:

Heizen Sie den Ofen auf 180 °C Ober-/ Unterhitze vor. Erhitzen Sie einen Topf mit gesalzenem Wasser. Schälen Sie die Süßkartoffel und kochen Sie sie für etwa 15 Minuten darin. Hacken Sie die Zwiebel fein, schälen Sie Karotte und Zucchini und schneiden Sie beides in mundgerechte Stücke. Waschen Sie die Cherrytomaten und die Paprika und schneiden Sie Letztere in Streifen. Vermengen Sie das Öl mit den Zwiebelstücken und den Gewürzen. Fetten Sie eine backofengeeignete Form mit Margarine aus und füllen Sie das Gemüse hinein. Gießen Sie die Süßkartoffel ab, zerteilen Sie sie ebenfalls in Stücke und geben Sie sie zum restlichen Gemüse in die Form. Gießen Sie nun die Öl-Mischung darüber und achten Sie darauf, dass das Gemüse rundum mit Öl benetzt ist. Zerbröseln Sie den Ziegenkäse zwischen den Fingern und verteilen Sie ihn über dem Gemüse, bevor Sie die Form für etwa 35 Minuten in den Ofen schieben.

Kartoffel-Pilz-Pfanne (~ 325 kcal)

100 g Champignons

100 g Kräuterseitlinge

2 mittelgroße Kartoffeln

2 EL Sahne

1 EL Creme Fraiche

1 EL gehackte Petersilie

2 TL Butter

1 TL Zitronensaft

Gemüsebrühpulver

Salz und Pfeffer

Zubereitung:

Schälen Sie die Kartoffeln und kochen Sie sie in einem Topf mit Wasser weich. Waschen Sie derweil die Pilze und schneiden Sie sie grob in Würfel. Zerlassen Sie nun etwas Butter in einem Topf und garen Sie die Pilze darin. Gießen Sie die Kartoffeln ab und schneiden Sie sie in etwa 2 cm dicke Würfel, die Sie im Anschluss in einer Pfanne mit etwas Butter rundherum goldbraun anbraten und mit Salz und Pfeffer würzen. Geben Sie den Zitronensaft und die Sahne zu den Pilzen und würzen Sie diese mit Gemüsebrühpulver, sowie Salz und Pfeffer. Geben Sie die Pilze nun zu den Kartoffeln in die Pfanne, rühren Sie Creme Fraiche ein und braten Sie alles unter Wenden für einige weitere Minuten an, bevor Sie das Gericht servieren.

Gemüseauflauf (~ 575 kcal)

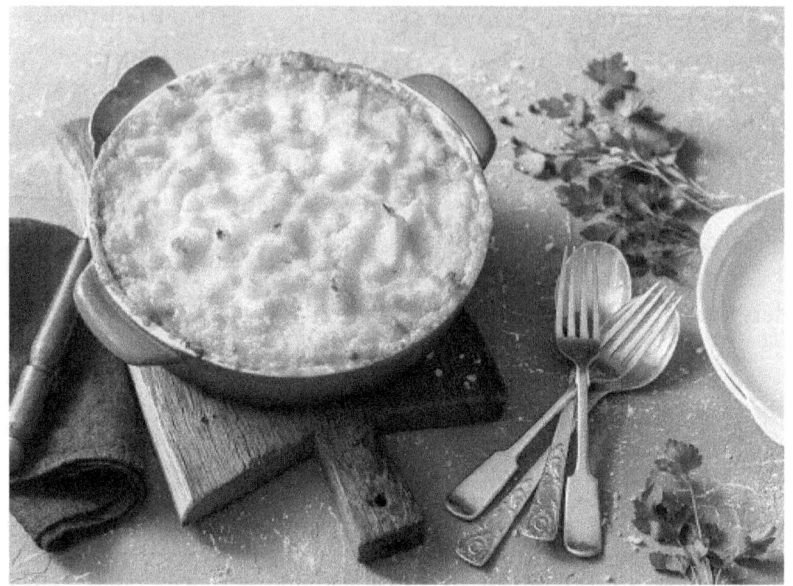

1/3 Romanesco

1 Karotte

75 g Champignons

1/2 rote Paprika

1 mittelgroße Kartoffel

1/2 Zwiebel

150 ml Milch

3 EL Sahne

50 g geriebener Gouda

2 gehäufte TL Speisestärke

1 TL Butter

Gemüsebrühpulver

Salz und Pfeffer

Margarine für die Form

Zubereitung:

Heizen Sie den Ofen auf 180 °C Ober-/ Unterhitze vor. Erhitzen Sie einen Topf mit Wasser, schälen Sie die Kartoffel und kochen Sie sie für etwa 10 Minuten darin. Waschen Sie den Romanesco und zerteilen Sie ihn in Röschen. Waschen Sie die Pilze, sowie die Paprika, schneiden Sie Ersteres in Scheiben und Letzteres in Streifen. Hacken Sie die Zwiebel fein. Schälen Sie die Karotte und schneiden Sie sie in etwa fingerdicke Scheiben. Fetten Sie eine geeignete Form mit Margarine ein und füllen Sie das Gemüse hinein. Gießen Sie die Kartoffel ab, schneiden Sie sie in mundgerechte Stücke und geben Sie sie ebenfalls in die Form. Zerlassen Sie etwas Butter in einem Topf und braten Sie die Zwiebelstücke darin an. Gießen Sie, sobald die Zwiebeln braun werden, die Milch und die Sahne in den Topf und rühren Sie die Speisestärke mit etwas kaltem Wasser an. Würzen Sie die Milch mit Gemüsebrühenpulver, sowie Salz und Pfeffer und rühren Sie die gelöste Speisestärke ein, bevor die Milch zu kochen beginnt. Lassen Sie sie unter Rühren aufkochen und gießen Sie die Masse anschließend über das Gemüse in die Form. Bestreuen Sie den Auflauf mit dem geriebenen Gouda und schieben Sie ihn für etwa 40 Minuten in den Ofen.

Kichererbsenpfanne (~ 300 kcal)

150 g Kichererbsen

150 g Mangold

1/2 Zwiebel

25 g geriebener Parmesan

20 ml Milch

2 EL Sahne

1 EL Creme Fraiche

1 TL Butter

Gemüsebrühpulver

Salz und Pfeffer

Zubereitung:

Gießen Sie die Kichererbsen in ein Sieb, spülen Sie sie mit kaltem Wasser ab und hacken Sie die Zwiebel fein. Waschen Sie den Mangold und hacken Sie ihn grob. Erhitzen Sie etwas Butter in einer Pfanne und braten Sie die Zwiebeln, sowie die Kichererbsen bei hoher Temperatur darin an. Schalten Sie die Herdplatte auf mittlere Hitze herunter und geben Sie den Mangold zur Pfanne, wo Sie ihn für einige Minuten garen lassen. Geben Sie Milch und Sahne hinzu und würzen Sie mit Gemüsebrühpulver, sowie Salz und Pfeffer. Nach einigen weiteren Minuten Garzeit rühren Sie Creme Fraiche und zum Schluss den Parmesan ein.

Tipp: Kichererbsen sind nicht jedermanns Sache. Dieses Rezept funktioniert alternativ auch mit Kidneybohnen aus der Dose.

"Falsche" Pommes mit zweierlei Dip (~ 475 kcal)

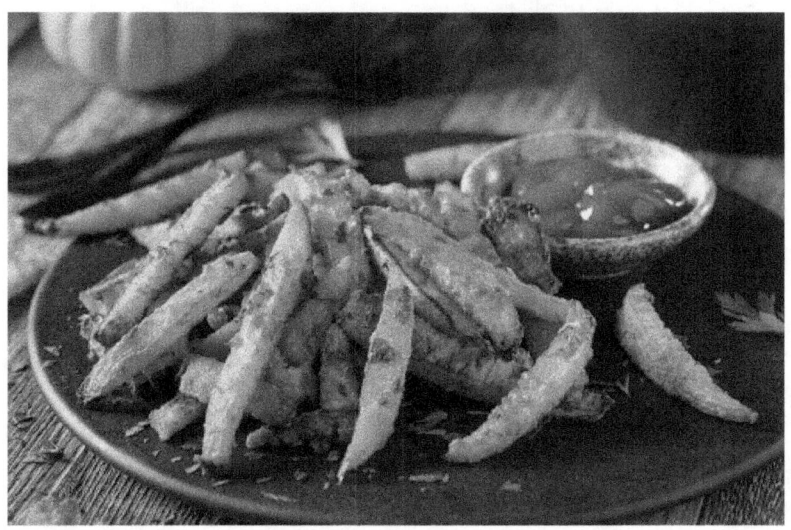

3 große Karotten

1/2 Avocado

50 g körniger Frischkäse

1 TL Creme Fraiche

1 EL gehackter Schnittlauch

50 g Tomaten

1 TL Zitronensaft

2 EL Sonnenblumenöl

Gemüsebrühpulver

Paprikapulver

Zwiebelpulver

Salz und Pfeffer

Zubereitung:

Heizen Sie den Ofen auf 190 °C Ober-/ Unterhitze vor. Schälen Sie die Karotten und schneiden Sie sie maximal fingerdick in Pommesform. Vermengen Sie das Öl mit Zwiebelpulver, sowie Salz und Pfeffer und mischen Sie Öl und Karottenpommes in einer Schale, sodass die "Pommes" mit Öl benetzt sind. Verteilen Sie sie anschließend auf einem mit Backpapier belegten Backofenrost und schieben Sie sie für etwa 25 Minuten zum Backen in den Ofen. Währenddessen können Sie die Dips zubereiten. Schälen und entkernen Sie die Avocado, waschen Sie die Tomaten und pürieren Sie beides mit dem Zauberstab und etwas Creme Fraiche zu einer Creme, die Sie mit Gemüsebrühpulver, sowie mit Salz und Pfeffer würzen. Vermengen Sie den Frischkäse mit dem Schnittlauch, rühren Sie etwas Zitronensaft ein und würzen Sie mit Paprikapulver, Salz und Pfeffer. Die Pommes sind fertig, wenn Sie weich geworden sind und beginnen, sich braun zu färben.

Tipp: Nicht nur Karotten eignen sich, um Pommes daraus zu machen. Wahlweise können Sie Kohlrabi oder aber verschiedene Kürbissorten verwenden.

Waffeln mit Apfelsauce (~ 475 kcal)

2 Eier

30 g Butter

50 g Quark

3 EL Vanille-Proteinpulver

2 TL Honig

2 EL Öl

1 Apfel

1 EL Rosinen

1 TL Zitronensaft

Zimt

Margarine

Zubereitung:

Schlagen Sie die Butter mit 1 TL Honig, Quark, Öl, den Eiern und dem Proteinpulver mit dem Rührgerät zu einem Teig. Schälen Sie den Apfel, entfernen Sie das Kerngehäuse und schneiden Sie eine Hälfte des Apfels in kleine Würfel, während Sie die andere Hälfte mit dem Zauberstab mit etwas Honig und Zitronensaft pürieren. Erhitzen Sie eine Pfanne ohne Fett und braten Sie die Apfelwürfel darin goldbraun an, bevor Sie das Apfelpüree hinzugeben, mit etwas Zimt würzen und die Pfanne vom Herd nehmen. Fetten Sie ein Waffeleisen mit Margarine ein und backen Sie den Teig zu drei bis vier goldbraunen Waffeln aus, die Sie mit der Apfelsauce genießen.

Tipp: Geben Sie für besonders lockere, fluffige Waffeln einen Schluck Mineralwasser mit viel Kohlensäure zum Teig.

Abendessen

<u>Rohkost-Sticks mit Dip (~ 150 kcal)</u>

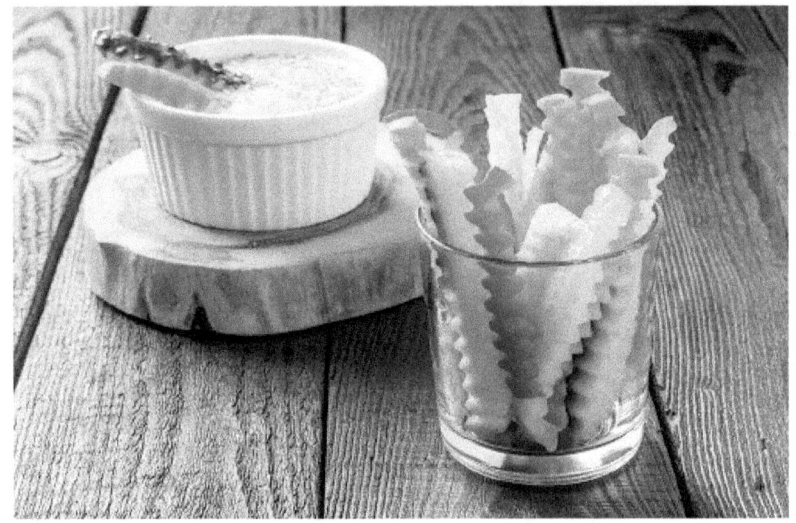

1 Karotte

1/2 Kohlrabi

1/4 Gurke

1/2 gelbe Paprika

1 Selleriestange

25 g Kräuterfrischkäse

25 g Quark

1 EL gehackter Schnittlauch

1 TL Zitronensaft

Salz und Pfeffer

Zubereitung:

Schälen Sie Karotte, Kohlrabi und Gurke und waschen Sie Paprika und Sellerie. Schneiden Sie das Gemüse in Streifen. Vermengen Sie für den Dip den Frischkäse mit dem Quark, dem Schnittlauch und dem Zitronensaft und würzen Sie mit Salz und Pfeffer.

Tipp: Viele Gemüsesorten, die meist gekocht verspeist werden, können auch roh gegessen werden. In diesem Zustand sind Sie besonders reich an Vitaminen und Vitalstoffen. So können Sie z.B. auch Brokkoli- und Blumenkohlstücke, Zucchini, Champignons oder rote Beete roh dippen und genießen.

Milder Karotten-Apfel-Salat (~ 175 kcal)

1 Apfel

2 Karotten

2 EL Apfelsaft

1 TL Zitronensaft

1/2 TL Honig

Salz und Pfeffer

Zubereitung:

Waschen und entkernen Sie den Apfel, schälen Sie die Karotte und raspeln Sie beides in feine Streifen. Vermengen Sie Apfelsaft, Zitronensaft und Honig zu einem Dressing, würzen Sie mit Salz und Pfeffer und übergießen Sie die Apfel-Karotten-Raspeln damit.

Tipp: Wenn Sie diesem Salat etwas mehr Würze geben wollen, können Sie etwas Sellerie oder Fenchel hinzugeben.

Bunter Salat mit Orangendressing (~ 175 kcal)

100 g Feldsalat

50 g Rucola

1/2 gelbe Paprika

1 kleine Karotte

4 - 5 frische Champignons

Saft aus 1/2 Orange

1 TL Zitronensaft

1 EL gehackter Schnittlauch

1 TL Leinsamen

Zubereitung:

Waschen Sie Feldsalat und Rucola, sowie die Paprika und die Champignons und schälen Sie die Karotte. Schneiden Sie die Paprika in Würfel, die Champignons in Scheiben und raspeln Sie die Karotte. Vermengen Sie das Gemüse und mischen Sie für das Dressing den Saft einer halben Orange mit Schnittlauch, Zitronensaft und Leinsamen.

Blumenkohlsalat mit Ei (~ 275 kcal)

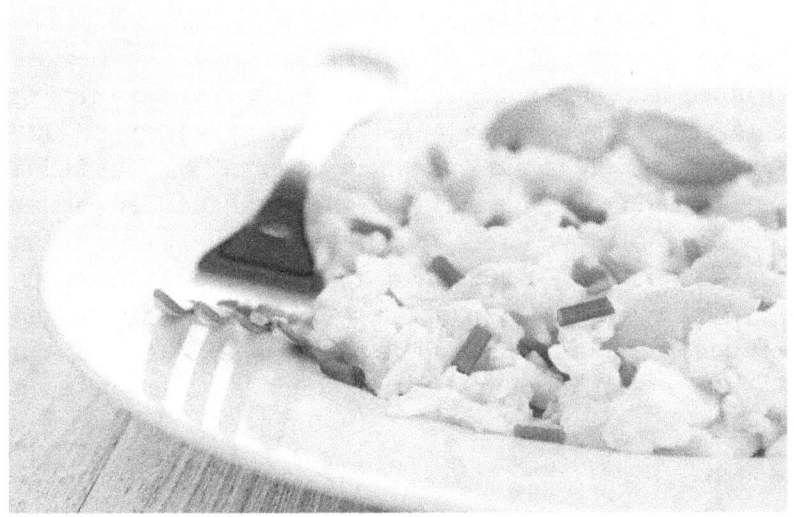

1/3 Blumenkohl

1 Ei

3 getrocknete Tomaten

1 EL Pinienkerne

2 EL geriebener Parmesan

3 EL Naturjoghurt

1 TL Zitronensaft

1 TL Apfelsaft

Salz und Pfeffer

Zubereitung:

Waschen Sie den Blumenkohl, zerteilen Sie ihn in Röschen und kochen Sie ihn in gesalzenem Wasser für etwa 15-20 Minuten, bis das Gemüse weich geworden ist. Währenddessen können Sie bereits das Dressing zubereiten. Vermengen Sie hierfür den Joghurt mit Zitronen- und Apfelsaft und würzen Sie mit Salz und Pfeffer. Erhitzen Sie eine kleine Pfanne ohne Fett und rösten Sie die Pinienkerne bei hoher Temperatur an, bis sie sich braun verfärben. Schneiden Sie die getrockneten Tomaten in kleine Stücke. Gießen Sie den gekochten Blumenkohl ab, zerkleinern Sie die Röschen in mundgerechte Stücke und vermengen Sie sie mit den Tomatenstücken und dem Dressing. Rühren Sie zum Schluss den Parmesan ein und bestreuen Sie den Salat mit den Pinienkernen.

Herzhaftes Käse-Omelette (~ 425 kcal)

2 Eier

25 ml Sahne

50 g geriebener Gouda

1/4 Zwiebel

4 Cherrytomaten

1/4 Lauchstange

1 EL gehackter Schnittlauch

1 TL Butter

Gemüsebrühpulver

Salz und Pfeffer

Zubereitung:

Hacken Sie die Zwiebel und den Lauch fein, waschen Sie die Tomaten und schneiden Sie sie in gleichmäßige Scheiben. Verquirlen Sie die Eier mit der Sahne und dem Schnittlauch und würzen Sie mit Gemüsebrühpulver, Salz und Pfeffer. Zerlassen Sie die Butter in einer Pfanne und braten Sie die Zwiebelstücke kurz darin an, bevor Sie den Lauch, die Tomaten und die Ei-Masse dazu füllen. Streuen Sie den Gouda darüber, warten Sie, bis die Masse sich zu verfestigen beginnt, wenden Sie das Omelette dann und braten Sie es von beiden Seiten goldgelb an.

Tipp: Essen Sie gerne scharf? Dann schneiden Sie eine halbe Chilischote in hauchfeine Ringe und geben Sie diese zur Ei-Masse bevor diese fest wird.

Zucchiniröllchen (~ 275 kcal)

3/4 Zucchini

40 g Frischkäse

20 g geriebener Parmesan

4 Cherrytomaten

2 EL frische Basilikumblätter

1 TL Zitronensaft

Salz und Pfeffer

Zubereitung:

Schälen Sie die Zucchini und verwenden Sie einen breiten Gemüseschäler oder eine Raspel, um die Zucchini der Länge nach in dünne Scheiben zu schneiden. Waschen Sie die Tomaten und pürieren Sie sie gemeinsam mit den Basilikumblättern mit dem Zauberstab. Vermengen Sie den Frischkäse mit dem Parmesan, den pürierten Tomaten und etwas Zitronensaft und würzen Sie mit Salz und Pfeffer. Bestreichen Sie nun die Zucchinischeiben mit der Frischkäse-Masse, rollen Sie sie zu kleinen Röllchen auf und fixieren Sie diese mit kleinen Holzspießen.

Tipp: Die gesunden Röllchen eignen sich super als Fingerfood für Partys.

Gefüllte Avocadohälften (~ 500 kcal)

1 Avocado

2 EL Mais

1 EL Kräuterfrischkäse

4 Cherrytomaten

1 TL Sesam

4 Rucolablätter

Zwiebelpulver

Salz und Pfeffer

Zubereitung:

Schälen Sie die Avocado, teilen Sie sie der Länge nach in zwei Hälften und entfernen Sie den Kern. Vergrößern Sie die Höhle, die der Kern in jeder Hälfte hinterlassen hat, rundum um etwa 0,5 - 1 cm, sodass außen noch ein stabiler Rand bestehen bleibt. Vermengen Sie das entnommene Fruchtfleisch mit dem Frischkäse und dem Sesam und würzen Sie mit Salz, Pfeffer und etwas Zwiebelpulver. Waschen Sie die Cherrytomaten und schneiden Sie sie in Viertel, die Sie anschließend, gemeinsam mit dem Mais, unter die Frischkäse-Masse mengen. Füllen Sie die Avocadohälften zum Schluss mit der Creme und garnieren Sie sie mit den Rucolablättern.

Überbackene Champignons (~ 225 kcal)

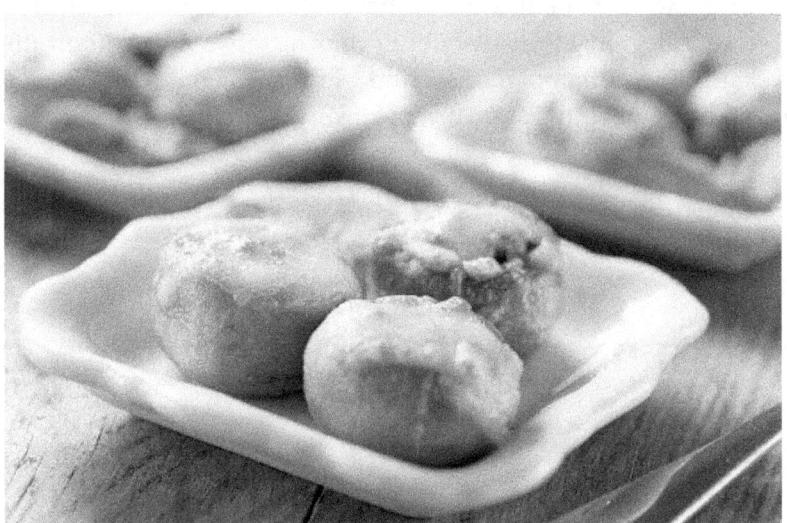

4 große Champignons

1 EL Creme Fraiche

25 g geriebener Gouda

1/3 rote Paprika

1 EL Mais

1 EL Erbsen

1 TL Zitronensaft

1 EL gehackte Walnüsse

Salz und Pfeffer

Zubereitung:

Heizen Sie den Ofen auf 170 °C Ober-/ Unterhitze vor. Waschen Sie die Champignons gründlich und entfernen Sie den Strunk. Vermengen Sie Creme Fraiche mit Zitronensaft, den gehackten Walnüssen, dem Mais und den Erbsen. Waschen Sie die Paprika, schneiden Sie sie in Würfel und mengen Sie diese zur Creme Fraiche-Mischung, die Sie nun mit

Salz und Pfeffer würzen. Füllen Sie die Champignons mit der Masse und bestreuen Sie sie mit dem Gouda, bevor Sie sie auf einem mit Backpapier ausgelegten Blech platzieren und für etwa 20 Minuten im Ofen backen. Die Champignons sind fertig, wenn der Gouda geschmolzen ist und beginnt, sich braun zu verfärben.

<u>Zucchini-Schiffchen (~ 275 kcal)</u>

1 Zucchini

2 EL körniger Frischkäse

1 EL Quark

1 Karotte

1/2 Zwiebel

1 EL gehackte Petersilie

25 g geriebener Gouda

Paprikapulver

Salz und Pfeffer

Zubereitung:

Heizen Sie den Ofen auf 180 °C Ober-/ Unterhitze vor. Schälen Sie die Zucchini und teilen Sie sie der Länge nach in zwei Hälften, die Sie anschließend aushöhlen. Vermengen Sie Quark und Frischkäse, rühren Sie die Petersilie ein und würzen Sie mit Paprikapulver, Salz und Pfeffer. Schälen Sie die Karotte und raspeln Sie sie in feine Streifen. Hacken Sie die Zwiebel und mischen Sie die Zwiebelstücke, wie auch die Karottenraspel unter die Frischkäse-Quark-Mischung. Geben Sie außerdem das Fleisch der Zucchini, das Sie zuvor entfernt haben, zur Masse. Füllen Sie nun die Zucchinihälften mit der Füllung und bestreuen Sie sie mit dem Gouda, bevor Sie sie für etwa 20-25 Minuten in den Ofen schieben.

Tomate-Mozzarella aus dem Ofen (~ 325 kcal)

3 Tomaten

100 g Mozzarella

3 EL Basilikumblätter

2 EL Balsamicocreme

Salz und Pfeffer

Margarine für die Form

Zubereitung:

Heizen Sie den Ofen auf 160 °C Ober-/ Unterhitze vor. Waschen Sie die Tomaten und schneiden Sie sie in Scheiben. Schneiden Sie außerdem gleichmäßige Scheiben aus der Mozzarellakugel und platzieren Sie diese, abwechselnd mit den Tomatenscheiben, auf einer ofenfesten Platte, die Sie zuvor mit etwas Margarine eingefettet haben. Backen Sie das Gericht für etwa 20 Minuten im Ofen und servieren Sie es mit der Balsamicocreme und den Basilikumblättern.

Kapitel 5: Fragen und Antworten

Kann ich mehrere Tage in Folge fasten?

Theoretisch spricht nichts dagegen. Allerdings sollten Sie sich genau überlegen, ob Sie sich mit mehreren, aufeinanderfolgenden Fastentagen nicht überfordern. Bedenken Sie, dass eine Überforderung zur Ablehnung der Methode führt und häufig ein Hinschmeißen des gesamten Unterfangens zur Folge hat. Um herauszufinden, wie Sie auf mehrtägiges Fasten reagieren und ob Sie damit zurechtkommen, sollten Sie sich langsam herantasten und zunächst 36 Stunden, dann zwei Tage am Stück fasten. Nehmen Sie sich am besten keine feste Stundenzahl vor. Sagen Sie sich also nicht "ich faste jetzt für 48 Stunden", sondern halten Sie Ihre gewohnte Fastenzeit von 14, 18 oder 20 Stunden ein und schauen Sie dann, mit wie vielen zusätzlichen Fastenstunden Sie sich wohl fühlen. Wenn Sie feststellen, dass Ihr Wohlbefinden leidet und Sie dieMotivation verlieren, beenden Sie die Fastenzeit und finden Sie in Ihren alten Rhythmus zurück. Es empfiehlt sich außerdem nicht, für mehr als 48 Stunden zu fasten, da der Körper ansonsten möglicherweise in den Hungermodus geht und Ihr Stoffwechsel darunter leidet.

Eine Gewichtsabnahme welcher Größenordnung kann ich erwarten?

Das hängt von vielen verschiedenen Faktoren, z.B. Ihrem Ausgangsgewicht, Ihrem Stoffwechsel, Ihrem Körperbau, Ihrem wöchentlichen Kaloriendefizit und Ihrem Aktivitätsniveau, ab. In der ersten Woche wird vermutlich ein deutlicher Gewichtsverlust zustande kommen, der allerdings zu einem großen Teil aus Wasser besteht. In den folgenden Wochen wird Ihr Körper konstant Fett abbauen. Bedenken Sie, dass eine sehr rasante Gewichtsreduktion weder gesund noch wünschenswert ist. Sie haben nicht über Nacht zugenommen und werden Ihr Gewicht auch nicht über Nacht verlieren. Lassen Sie sich und Ihrem Körper Zeit, setzen Sie sich nicht unter Druck und freuen Sie sich über jeden Gewichtsverlust, auch wenn es sich nur um ein halbes Kilogramm handelt. Schritt für Schritt, Kilo für Kilo werden Sie Ihr Wunschgewicht in Ihrem Tempo erreichen. Generell dürfen Sie pro

Woche eine gesunde Gewichtsabnahme von bis zu 0,5 Kilo erwarten. Wenn Sie sich regelmäßig wiegen wollen, um Ihren Gewichtsverlust im Auge zu behalten, sollten Sie dies höchstens ein Mal pro Woche tun. Tägliches Wiegen ist nicht nur überflüssig, da kleinere Schwankungen von Tag zu Tag ganz natürlich vorkommen, sondern kann auch zu einer ungesunden Angewohnheit werden. Versuchen Sie vielmehr, sich auf Ihr Wohlbefinden, das bessere Sitzen der Kleidung und das Bild im Spiegel zu verlassen, als sich auf die Zahl auf der Waage zu fixieren.

Nimmt man nicht zu, wenn man das Frühstück auslässt?

Jahrelang wurde davon ausgegangen, dass der Verzicht auf das Frühstück dazu führt, dass über den Tag mehr gegessen wird und es so zu eine Gewichtszunahme kommt. Dies ist allerdings nicht immer der Fall. Wenn die Kalorienbilanz stimmt, spielt es keine Rolle, ob ein Frühstück gegessen wurde oder nicht. Im Rahmen einer 2014 veröffentlichten Studie wurden 283 übergewichtige Menschen begleitet, die in zwei Gruppen aufgeteilt wurden. Die eine Gruppe nahm täglich ein Frühstück zu sich, die andere ließ dieses aus. Nach 16 Wochen ergab die Auswertung, dass es keine Unterschiede bezüglich des Gewichts der Menschen aus beiden Gruppen gab - ob gefrühstückt wurde oder nicht, hatte keinen Einfluss. Die Entscheidung liegt demnach bei Ihnen und Ihren Vorlieben. Wenn Sie ein Frühstück brauchen, um in den Tag starten zu können, sollten Sie sich dieses gönnen. Können Sie allerdings gut darauf verzichten, können Sie dies bedenkenlos tun, ohne zwangsläufig Angst vor einer Gewichtszunahme haben zu müssen.

Was darf ich zu Fastenzeiten trinken?

Sie sollten täglich zwei bis drei Liter Flüssigkeit zu sich nehmen. Sehr gut eignen sich hier Tee und Wasser, da sie keine Kalorien enthalten. Von zucker- und kalorienfreien Softdrinks sollten Sie Abstand nehmen, denn diese enthalten oft Süßstoffe, wie z.B. Aspartam, die nicht nur ungesund sind, sondern auch Heißhungerattacken begünstigen. Wasser muss übrigens nicht immer langweilig sein - im Gegenteil: Füllen Sie morgens eine Karaffe, geben Sie Zitronen-, Limetten- oder

Orangenscheiben, einen Spritzer Zitronensaft und einige Minzblätter hinzu und schon haben Sie ein spritziges, frisches Getränk. Alternativ können Sie auch einige tiefgefrorene Beeren oder aber Gurkenscheiben zum Wasser geben. Probieren Sie verschiedene Mischungen aus und sorgen Sie so für Abwechslung.\

Wie sieht es mit Alkohol und Koffein aus?

Alkoholische Getränke enthalten leere Kalorien, auf die zumindest zu Fastenzeiten verzichtet werden sollte. Schwarzer Kaffee, ohne Milch und Zucker, kann in Maßen dagegen bedenkenlos getrunken werden. Studien belegen, dass Kaffee - entgegen langjähriger Vermutungen - positive Effekte auf die Gesundheit haben kann. So reduziert er beispielsweise das Risiko, an Leberkrebs zu erkranken oder einen Schlaganfall zu erleiden und verbessert die Herzgesundheit.

Sollte ich Supplemente einnehmen?

Generell ist diese Frage mit einem klaren nein zu beantworten. Es handelt sich beim intermittierenden Fasten nicht um eine Art der Ernährung, die die Aufnahme von Nährstoffen einschränkt - diese findet lediglich mit Unterbrechungen in festen Intervallen statt. Wenn Sie darauf achten, ausgewogen und gesund zu essen, ist Ihr Körper trotz Fastenzeiten bestens mit Nährstoffen versorgt und eine Einnahme von Supplementen ist überflüssig. Um sicherzustellen, dass Ihr Körper alles bekommt, was er braucht und keine Mängel entstehen, sollten Sie von Zeit zu Zeit ein Blutbild anfertigen lassen. So können entstehende Mängel frühzeitig erkannt werden und Sie können dann gegebenenfalls mit Supplementen arbeiten, wenn diese gebraucht werden.

Fällt mein Körper beim intermittierenden Fasten in den "Hungermodus"?

Darüber müssen Sie sich keine Sorgen machen. Ganz im Gegenteil: Es konnte beobachtet werden, dass kurze Fastenzeiten den Stoffwechsel sogar anregen! Erst ab einer Fastendauer von mehr als 48 Stunden schaltet der Körper auf "Standby" und fährt den Stoffwechsel herunter. Beim normal praktizierten intermittierenden Fasten müssen Sie also nicht befürchten, dass Ihr Körper in den Hungermodus fällt.

Werde ich durch das Fasten Muskelmasse verlieren?

Bei jeder Diät kann es vorkommen, dass der Körper auf Muskelzellen zurückgreift, um an Energie zu kommen. Verglichen mit anderen Diäten ist der Muskelverlust beim intermittierenden Fasten allerdings gering. Nicht umsonst nutzen manche Bodybuilder das intermittierende Fasten, um Fett abzubauen und die Muskelmasse gleichzeitig zu erhalten.

Führt Fasten zwangsläufig zu Heißhunger?

Diese Frage kann ganz klar mit nein beantwortet werden. In der Anfangszeit, während sich Ihr Körper noch an den neuen Rhythmus gewöhnen muss, sind Heißhungerattacken keine Seltenheit. Jedoch kommen Sie längst nicht immer vor und lassen, wenn Sie denn auftreten, in der Regel bereits nach wenigen Tagen bis hin zu zwei Wochen nach.

Hilfe, ich nehme zu! Was kann ich tun?

Wenn Sie feststellen, dass Sie wider Erwarten an Gewicht zulegen, kann das verschiedene Ursachen haben. Am wahrscheinlichsten ist allerdings, dass Sie zwischen den Fastenzeiten einfach mehr Kalorien konsumieren, als Ihr Gesamtumsatz beträgt. Notieren Sie für einige Tage genau, was Sie essen und schreiben Sie sich außerdem die ungefähre Kalorienmenge zu den Lebensmitteln auf. Vergessen Sie dabei nicht, dass auch Getränke, wie z.B. Fruchtsäfte, alkoholische Getränke und Softdrinks, Kalorien enthalten. Vergleichen Sie die konsumierte Kalorienmenge mit Ihrem Gesamtumsatz. Wahrscheinlich stellen Sie nun fest, dass sie diesen übersteigt. Schauen Sie sich genauer an, was Sie gegessen haben und überlegen Sie sich, an welchen Stellen Sie in Zukunft Kalorien einsparen können. Verzichten Sie beispielsweise auf Süßes oder verkleinern Sie Ihre Portionen. Zusätzlich bietet es sich an, die Bewegung zu steigern. Hier können Sie langsam vorgehen. Versuchen Sie z.B. zunächst, 15 Minuten Bewegung in Ihren Tagesablauf zu integrieren und steigern Sie die Zeit Schritt für Schritt. So verbrennen Sie einige zusätzliche Kalorien und Ihr Gesamtumsatz erhöht sich etwas.

Kann ich weiterfasten, wenn ich krank bin?

Das kommt ganz auf Ihr allgemeines Wohlbefinden an. Wenn Sie sich dazu in der Lage fühlen, können Sie Ihre Fastenzeiten wie gewohnt einhalten. Fühlen Sie sich allerdings schlapp, kann es Sinn ergeben, für einige Tage zu pausieren und normal zu essen, bis es Ihnen wieder besser geht. Bei schweren Infekten sollten Sie auf alle Fälle mit Ihrem Arzt über dieses Thema sprechen.

Ich ernähre mich vegetarisch oder vegan. Kann ich diese Ernährungsweise während dem intermittierenden Fasten beibehalten?

Selbstverständlich. Wie Sie vielleicht bemerkt haben, sind alle Rezepte in diesem Buch vegetarisch und teilweise auch leicht zu "veganisieren". Es spricht nichts dagegen, das intermittierende Fasten mit einer vegetarischen oder veganen Ernährung zu kombinieren. Natürlich sollten Sie ein Auge darauf haben, alle wichtigen Nährstoffe in ausreichenden Mengen zu sich zu nehmen, um Mangelerscheinungen vorzubeugen. Dies trifft allerdings nicht nur auf die vegetarische/vegane Ernährung zu, sondern sollte immer beachtet werden. Auch ein Schnitzel enthält schließlich nicht alles, was der Körper braucht. Bleiben Sie also gerne bei der Ernährungsform Ihrer Wahl - für das Intervall-Fasten müssen Sie diese definitiv nicht ändern.

Sollte ich Zucker im Sinne von Low Carb durch Süßstoff ersetzen?

Da Süßstoffe in vielen Fällen nicht nur ungesund sind, sondern auch zu Heißhunger führen, ist generell von deren Einsatz abzuraten. Bestimmte Zuckeraustauschstoffe, z.B. Xylith oder Erythrit, können dagegen in Maßen verwendet werden und Ihnen helfen, hier und da einige Kalorien einzusparen. Je mehr Süße Sie konsumieren, desto stärker das Gefühl, diese zu brauchen. Im Umkehrschluss werden Sie feststellen, dass Ihnen mit der Zeit bereits kleinere Mengen an Süße ausreichen werden, wenn Sie diese stets sparsam einsetzen.

Muss ich immer denselben Rhythmus einhalten?

Prinzipiell nicht, nein. Vor allem zu Beginn Ihrer Erfahrung mit dem intermittierenden Fasten hilft ein fester Rhythmus allerdings dabei, Ihren Körper und Geist an die neue Ernährungsweise zu gewöhnen und sich mit der Situation vertraut zu machen. Auf Dauer können Sie den Rhythmus aber natürlich wechseln oder auch flexibel fasten. Das würde bedeuten, dass Sie auf Ihren Körper hören und je nach Befinden und Bedürfnissen fasten oder aber etwas essen. Dies erfordert allerdings einige Erfahrungen mit dem Fasten, eine gute Portion Selbstdisziplin, sowie ein feines Gespür für die Bedürfnisse des eigenen Körpers.

Ich bin mit meinem Gewicht zufrieden und möchte das Intervall-Fasten wegen seiner gesundheitlichen Vorteile ausprobieren - nehme ich dabei automatisch ab? Wie kann ich mein Gewicht halten?

Ganz einfach: indem Sie darauf achten, genügend zu essen. Auch wenn viele Menschen diese Ernährungsform für eine Gewichtsreduktion nutzen, kann das intermittierende Fasten natürlich genauso durchgeführt werden, wenn Sie nicht abnehmen möchten. Da es, wie bereits erwähnt, letztendlich auf die Kalorienbilanz ankommt, haben Sie selbst es in der Hand, Ihren Gesamtumsatz zu decken und Ihr Gewicht infolgedessen zu halten. Aber Achtung: Durch die verkürzten Zeiträume, in denen gegessen werden darf, kann es sein, dass es Ihnen so vorkommt, als hätten Sie schon mehr gegessen, als es tatsächlich der Fall ist. Um eine Gewichtsabnahme zu vermeiden, sollten Sie in der ersten Zeit notieren, was Sie essen, um sicherzustellen, dass es genug ist.

Über welchen Zeitraum kann ich das intermittierende Fasten durchführen?

Generell handelt es sich beim Intervall-Fasten um eine Ernährungsweise, die auch über lange Zeiträume durchgeführt werden kann, ohne dass gesundheitliche Risiken entstehen. Natürlich kommt es auch etwas auf den individuellen Rhythmus an. Ob beispielsweise der strenge 20/4-Rhythmus auf Dauer sinnvoll ist, ist umstritten. Wenn Sie allerdings darauf achten, Ihrem Körper genügend Nährstoffe zuzuführen, spricht nichts dagegen, das intermittierende Fasten über Monate oder gar Jahre hinweg anzuwenden.

Kapitel 6: Erfahrungsberichte

In diesem Kapitel finden Sie drei Erfahrungsberichte von Menschen, die das intermittierende Fasten bereits ausprobiert und verschiedene Erfahrungen damit gesammelt haben. Lassen Sie sich von diesen Erfolgsgeschichten motivieren und sehen Sie, welche Ergebnisse Sie unter anderem erwarten können.

Bericht 1: Erfahrungen mit der 20/4-Methode

Da ich über die letzten Jahre bereits einige Erfahrungen mit ärztlich begleitetem Heilfasten sammeln konnte, habe ich mich direkt an die, eher anspruchsvolle, 20/4-Methode gewagt, bei der nur 4 Stunden pro Tag gegessen werden darf. An diesen Rhythmus halte ich mich nun schon seit einem guten Jahr und ich bin zufriedener denn je. Überflüssige Pfunde bin ich konstant, von Woche zu Woche, losgeworden. Ich fühle mich fitter, habe mehr Energie und Lebensfreude. Zugegeben: Der Einstieg war nicht leicht. Am Anfang hat mir der Hunger während der 20-stündigen Fastenzeit zu schaffen gemacht und ich musste mich durchbeißen. Ich persönlich habe es als sehr hilfreich empfunden, an die frische Luft zu gehen und ein Stück zu spazieren, wenn mich der Heißhunger gepackt hat. Dann war kein Kühlschrank in der Nähe und schon nach 10 Minuten hatte sich das Problem meist erledigt. Hin und wieder haben mir zu Beginn außerdem leichte Kopfschmerzen zu schaffen gemacht. Doch schon nach wenigen Wochen hatte sich mein Körper an die neue Ernährungsweise gewöhnt und das Einhalten der Fastenzeiten stellt seither kein Problem mehr dar. Es passiert vielmehr fast schon automatisch und nur noch selten kommt es vor, dass ich während der Fastenzeit Appetit habe. Ich bin an meinem Wunschgewicht angelangt und halte dieses nun schon seit einiger Zeit problemlos. Wenn ich feststelle, dass mein Gewicht leicht nach oben geht, reduziere ich für ein bis zwei Wochen die Kohlenhydrate oder verzichte auf Süßes und schon ist alles wieder beim Alten. Mir gefällt am intermittierenden Fasten vor allem, dass ich prinzipiell alles essen kann, was ich möchte. Selbst auf meine geliebte Schokotorte muss ich nicht verzichten. Natürlich funktioniert das Ganze nicht, wenn man sich während der Essenszeiten maßlos mit

Süßkram vollstopft, denn letztendlich kommt es immer noch auf die Kalorienbilanz an. Wenn man allerdings nur während vier Stunden des Tages isst, fällt es, zumindest meiner Erfahrung nach, recht leicht, den täglichen Kalorienbedarf nicht zu überschreiten und trotzdem zu essen, was man möchte. Vielmehr muss ich mich teilweise richtig anstrengen, um meinen Grundumsatz zu decken. Ganz nebenbei haben sich meine Cholesterinwerte stark verbessert. Ich habe mich außerdem endlich aufgerappelt und angefangen, jeden Tag eine Runde spazieren zu gehen. Das mag sich nicht nach einer großen Sache anhören, für mich, die ich jahrelang jegliche Art von sportlicher Aktivität gemieden habe, ist es aber ein enorm großer Schritt. Für mich ist das intermittierende Fasten ein voller Erfolg und ich bin täglich froh darüber, diese Methode für mich entdeckt und mein Leben damit bereichert zu haben.

Bericht 2: Erfahrungen mit der 18/6-Methode

Eine gute Freundin hat mir zum intermittierenden Fasten geraten. Sie selbst hat es vor Jahren einmal ausprobiert und war sehr zufrieden mit den Ergebnissen. Da ich schon seit längerer Zeit unzufrieden mit meinem Gewicht bin, habe ich vor drei Wochen beschlossen, es mit dem intermittierenden Fasten zu versuchen. Ich habe mich dann relativ spontan für den 18/6-Rhythmus entschieden - einfach weil mir dieser auf Anhieb zugesagt hat. Und was soll ich sagen? Schon jetzt sind vier Kilogramm runter von den Hüften und das weitestgehend ohne großen Verzicht. Ich bin einen absolute Naschkatze und ich muss zugeben, dass es mir vor allem am späten Abend, wenn meine Fastenzeit schon begonnen hat, noch manchmal schwer fällt, nicht nochmal nach etwas Süßem zu greifen. Bisher konnte ich aber widerstehen und ich merke, dass es von Tag zu Tag einfacher wird. Dass die Pfunde so schnell purzeln sorgt außerdem für eine große Motivation, weiterzumachen. Ich bin zuversichtlich, dass ich mit dem intermittierenden Fasten schon in einigen Monaten mein Wunschgewicht erreichen kann. Besonders gut finde ich, dass ich trotzdem mit Freunden essen gehen und dabei nicht nur Grünzeug futtern, sondern auch mal richtig zulangen kann, ohne direkt Angst vor einer Gewichtszunahme zu haben. Da ich Kinder habe, ist für mich außerdem besonders wichtig, dass ich regelmäßig wie gewohnt mit ihnen zu Mittag essen kann. Erst jetzt ist mir wirklich klar, wie häufig ich früher über das Sättigungsgefühl hinaus oder einfach aus Langeweile gegessen habe. Ich entwickle langsam ein besseres Gespür für meinen Körper und kann Hunger und Appetit mittlerweile gut voneinander unterscheiden. Auch wenn ich erst seit drei Wochen im Intervall faste, kann ich mir nicht mehr vorstellen, zu meinen alten Ernährungsgewohnheiten zurückzukehren. Vielleicht werde ich die Fastenzeiten etwas lockern, sobald ich bei meinem Wunschgewicht angekommen bin. Das Prinzip möchte ich aber beibehalten.

Bericht 3: Erfahrungen mit dem 24-Stunden-Fasten

Ich habe einen anstrengenden Job und zwei Kleinkinder - da fehlt für gesunde Ernährung und Sport oft einfach die Zeit und so haben sich vor allem während der Schwangerschaft Pfunde angesammelt, die ich auch zwei Jahre danach noch nicht wieder losgeworden war. Im Gegenteil: lange Arbeitszeiten und der Stress haben dafür gesorgt, dass mein Gewicht immer weiter stieg. Als ich schließlich keine meiner Jeans mehr bequem zubekommen habe, wusste ich, dass sich etwas ändern muss. Über eine Zeitschrift bin ich auf das intermittierende Fasten aufmerksam geworden. Die Sinnhaftigkeit dieser Ernährungsform leuchtete mir sofort ein und ich beschloss zunächst, die 14/10-Methode auszuprobieren. Heißt: Ich habe täglich 14 Stunden gefastet und durfte während der übrigen 10 Stunden essen. Der Einstieg ist mir erstaunlich leicht gefallen und schon in der ersten Woche verlor ich ein ganzes Kilogramm Gewicht. Das hat mich natürlich ordentlich angespornt! Nach Jahren sah ich endlich, wie sich die Zahl auf der Waage nach unten bewegte. Nach vier Wochen fand ich dann, dass ich mir mehr zutrauen kann und habe den Rhythmus gewechselt. Seither faste ich jeden zweiten Tag komplett und esse an den Tagen dazwischen ganz normal. Zum einen spare ich so an den Fastentagen Zeit, zum anderen habe ich festgestellt, dass mir die längere Fastenzeit wirklich gut tut. Ich fühle mich weniger abgespannt, habe auch abends noch genug Energie, um die Kleinen zu bespaßen und habe eine innere Ruhe in mir entdeckt, die ich seit langem nicht mehr gespürt habe. Früher habe ich regelmäßig unter Problemen beim Ein- und Durchschlafen gelitten, ich habe mich dadurch häufig erschöpft und gereizt gefühlt. Das intermittierende Fasten wirkt sich bei mir auch hier positiv aus. Hin und wieder kommt es noch vor, dass ich nachts aufwache, in der Regel finde ich aber schnell in den Schlaf und schlafe wie ein Baby. Mittlerweile bin ich seit mehr als drei Monaten dabei und werde beinahe täglich auf meinen Gewichtsverlust angesprochen. Erst letzte Woche war ich zum ersten Mal seit Langem wieder shoppen, weil mir viele meiner alten Klamotten einfach zu weit geworden sind. Ich trage jetzt, je nach Hersteller, ein bis zwei Größen kleiner und so ist es auch wieder einfacher, modische, schöne Kleidung in meiner Größe zu finden. Zwei meiner Kolleginnen haben auf meine Empfehlung hin selbst mit dem intermittierenden Fasten begonnen und meinem Mann fällt nicht nur mein Gewichtsverlust, sondern auch meine stabilere Stimmung auf. Für mich ist die Erfahrung mit dem intermittierenden Fasten ein absolut toller Erfolg, der mein Leben wirklich nachhaltig verbessert hat.

Schlusswort

Hoffentlich konnte Ihnen dieses Buch dabei helfen, das Prinzip des intermittierenden Fastens und seine Wirkungsweise zu verstehen und Sie dazu motivieren, es selbst einmal auszuprobieren. Ich wünsche Ihnen viel Freude beim Ausprobieren der Rezepte und hoffe, dass Ihre Erfahrung mit dem Fasten im Intervall ein voller Erfolg wird.

Quellen

1 www.Wikipedia.de

2 www.ketocal.de

3 https://health360now.mn.co/posts/833182

4 www.foodpunk.de

5 Eric Westman: `Is dietary carbohydrate essential for human nutrition´ in The American Journal of Clinical Nutrition

6 deutsch.medscape.com

7 www.dietdoctor.com

8 www.lchf-deutschland.de

9 www.artandscienceoflowcarb.com

10 https://ketoseportal.de/ketogene-diaet-sportler/

11 www.zentrum-der-gesundheit.de

12 www.keto-rezepte.de

13 www.fid-gesundheitswissen.de

Zum Abgleich der Quellen untereinander und zur vertiefenden Information wurden ferner berücksichtigt:

https://gesundheitsberater.de

www.ketofix.de

www.dge.de (Deutsche Gesellschaft für Ernährung)

www.apotheken-umschau.de

www.netdoktor.de

www.low-carb-high-fat.de

www.paleo360.de

symptomat.de/Fettstoffwechsel

www.fid-gesundheitswissen.de

www.artandscienceoflowcarb.com

https://ketoseportal.de/ketogene-diaet-sportler/)

www.ketogen-und-fit.de

- Manfred Grosser/Stephan Starischka/Elke Zimmermann, "*Das neue Konditionstraining. Für alle Sportarten, für Kinder, Jugendliche und Aktive*", BLV Sportwissen, München., 2004.

- Florian Engel/Billy Sperlich "*(Hoch-)intensives Intervalltraining mit Kinder und Jugendlichen im Nachwuchsleistungssport*", Wiener Medizinische Wochenschrift, Vol 164(11), 2014.

- Herbert Reindell/Helmut Roskamm/Woldemar Gerschler/Karl Adam, *Das Intervalltraining: physiologische Grundlagen, praktische Anwendungen und Schädigungsmöglichkeiten*", Barth, München, 1962.

- Edwar L. Fox/Donald K. Mathews, "*Interval trianing: Conditioning for sports and general fitness*", Saunders, Philadelphia, 1974.

- Jürgen Ennker/Bianca Lorenz, "*Gesünder länger leben*", Urban und Vogel, München, 2014.

- Mark Lauren, "*Fit ohne Geräte - die 90-Tage-Challenge*", Riva, München 2015.

https://www.dge.de/ernaehrungspraxis/vollwertige-ernaehrung/10-regeln-der-dge/ (24.05.2017)

http://www.gesund.at/a/stoffwechsel (25.05.2017)

https://www.marathonfitness.de/tools/kalorienverbrauch-sport-tabelle/ (24.05.2017)

http://www.schlank-trotz-job.de/gewuerze-zum-abnehmen/ (24.05.2017)

http://www.sportunterricht.ch/Theorie/Energie/energie.php
(24.05.2017)

https://www.zentrum-der-gesundheit.de/trockenbuerstenmassage-pi.html (27.05.2017)

https://www.ugb.de/richtig-fasten/laenger-jung-durch-fasten/

https://www.daytraining.de/ernaehrung/intermittierendes-fasten/

http://www.got-big.de/Blog/intermittierendes-fasten/

http://leckerabnehmen.com/ernaehrung/intervallfasten/

https://lchf-deutschland.de/eine-aktuelle-studie-bestaetigt-fasten-ist-gesund/

https://www.fitreisen.de/studien/article/alternierendes-fasten-zur-herz-kreislauf-staerkung-und-gewichtsreduktion/

https://www.zentrum-der-gesundheit.de/intermittierendes-fasten-gegen-krebs.html

https://www.focus.de/gesundheit/ratgeber/krebs/forschung/zusammenhang-ernaehrung-und-krebs-krebstherapie-und-schutz-vor-krebs-warum-fasten-sinnvoll-ist_id_7299042.html

https://www.lowcarb-ernaehrung.info/11-mythen-ueber-intermittierendes-fasten-und-essenszeiten/

https://fettlogik.wordpress.com/2015/11/05/gastbeitrag-dem-hungerstoffwechsel-auf-der-spur/

https://intermittent-fasting-info.de/faq/

https://www.lchf-gesund.de/de/support/haeufige-fragen/!/14/wie-funktioniert-intermittierendes-fasten-if/

https://kayfitz.com/2017/03/die-haeufigsten-fragen-zur-8-stunden-diaet/

https://cheatcleanlikeaqueen.wordpress.com/2017/02/27/die-wichtigsten-fragen-zu-intermittent-fasting-faq-eure-fragen-meine-antworten/

https://chefkoch.de/

Impressum

www.ingramcontent.com/pod-product-compliance
Lightning Source LLC
Chambersburg PA
CBHW060841170526
45158CB00001B/205